皮肤病中医特色适宜技术操作规范丛书

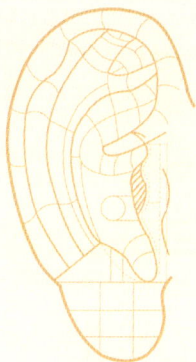

皮肤病
耳穴贴压疗法

主　审｜段逸群

总主编｜杨志波　李领娥
　　　　刘　巧　刘红霞

主　编｜张理涛

中国健康传媒集团
中国医药科技出版社

内容提要

全书分为3篇，"基础篇"介绍耳穴疗法的历史渊源及其在皮肤病治疗的作用机制和功效；"技法篇"从物品准备、操作方法、耳穴分布及注意事项等方面阐述耳穴疗法的具体操作技法；"临床篇"侧重介绍耳穴贴压法在多种皮肤病中的治疗功用和取穴依据。本书适合中医临床者阅读使用。

图书在版编目（CIP）数据

皮肤病耳穴贴压疗法 / 张理涛主编 . — 北京：中国医药科技出版社，2018.10

（皮肤病中医特色适宜技术操作规范丛书）

ISBN 978-7-5214-0484-5

Ⅰ . ①皮… Ⅱ . ①张… Ⅲ . ①皮肤病—耳—穴位疗法—技术操作规程 Ⅳ . ① R245.9-65

中国版本图书馆 CIP 数据核字（2018）第 223191 号

美术编辑　陈君杞
版式设计　锋尚设计

出版　**中国健康传媒集团** | 中国医药科技出版社
地址　北京市海淀区文慧园北路甲 22 号
邮编　100082
电话　发行：010-62227427　邮购：010-62236938
网址　www.cmstp.com
规格　880×1230mm　$^{1}/_{32}$
印张　$4^{3}/_{8}$
字数　95 千字
版次　2018 年 10 月第 1 版
印次　2018 年 10 月第 1 次印刷
印刷　北京瑞禾彩色印刷有限公司
经销　全国各地新华书店
书号　ISBN 978-7-5214-0484-5
定价　28.00 元

本书编委会

主　　编　张理涛

副 主 编　朱海莲　姚卫锋　聂振华　王庆文

编　　委　（按姓氏笔画排序）

　　　　　王庆文　朱海莲　李　红　李天泽

　　　　　张理涛　姚卫锋　聂振华　常桂珍

秘　　书　朱海莲

中医药是一个伟大的宝库，中医特色疗法是其瑰宝之一，几千年来，为广大劳动人民的身体健康做出了巨大的贡献。皮肤病常见、多发，然而许多发病原因不清，机制不明；对于皮肤病的治疗，西医诸多方法，疗效不显，不良反应不少，费用不菲。中医特色疗法具有简、便、廉、效等特点，受到了皮肤科医生和广大患者的欢迎。为了进一步开展中医特色疗法在皮肤病方面的运用，中华中医药学会皮肤科分会在总会领导的关心和帮助下，在中国医药科技出版社的大力支持下，精心组织全国中医皮肤科知名专家、教授编写了本套《皮肤病中医特色适宜技术操作规范丛书》，其目的就是规范皮肤病中医特色疗法，提高临床疗效，推动中医皮肤病诊疗技术的发展，造福于皮肤病患者。

本套丛书按皮肤科临床上常用的17种特色疗法分

为17个分册，每分册包括基础篇、技法篇、临床篇，文字编写力求简明、扼要、实用，配以图片，图文并茂，通俗易懂。各分册附有视频，以二维码形式承载，阐述其技术要领、操作步骤、适应证、禁忌证及注意事项，扫码观看，一目了然，更易于掌握。本丛书适合临床中医、中西医结合皮肤科医生及基层医务工作者参考使用。

本套丛书的编写难免有疏漏不足之处，欢迎各位同道提出宝贵意见，以便再版完善。

杨志波

2018年8月2日于长沙

　　耳穴疗法起源于中国，已有两千多年的历史，早在《灵枢·口问》中就有记载："耳者，宗脉之所聚也。"这足见古人对耳之重要性的理解。然而，自"五四运动"以来，在传统文化主导了几千年的中华大地上，迎来了巨大变革的力量，这个力量不管是由于战乱引起的，还是外族文化入侵造成的，总之传统文化开始跌入低谷，中医也在中国这片本土之地没落不振，耳穴疗法更一度沦为嘲讽中医之笑柄。中华文明与医疗经验的传承受到极大的挑战，"Full many a flower is born to blush unseen. And waste its sweetness on the desert air country church yard." 说来讽刺，耳穴研究的现代中兴却源于法国医学家P.Nogier博士发表的世界上第一张耳穴图，并由此促进了现代中国耳穴的发展。

　　耳穴贴压只是中医外治疗法的一个分支，与质疑中医是否科学一样会有人质疑耳穴疗法的实际功效，但是我们相信"实践是检验真理的唯一标准"，与其站在门外探头嘲笑，不如走进门内一探究竟。中国哲学方法对科学的定义为："顺其自然地从宏观上把握事物，'胜物而不伤'，反映事物宏观的与微观的、内在的与外在的、可见的与不可见的、有形的与无形的内涵和规律，并试图描述事物运动变化的过程和存在形式，以此来说明事物，创立学科。"老子曰："执古之道，以御今之有"，这才是做学问、对待中医该有的客观态度，我们也是以此为准绳编写此书，绝非削足适履。同时，也着实希望能为中国传统文化的发展、中医的传承和发扬尽绵薄之力。

俗话说"十年树木，百年树人"，一个社会文化氛围的养成是需要时间的，而书籍恰是时间的载体。中医之所以历经途难依然屹立不倒，主要是因为继承研究古人之经典论著、临床检验其理论并不断创新发扬。本书采百家之长，而不敢成一家之言，结合百家理论与临床经验分"基础篇""技法篇""临床篇"。"基础篇"主要介绍耳穴疗法的历史渊源及其在皮肤病治疗的作用机制和功效；"技法篇"主要从物品准备、操作方法、耳穴分布及注意事项等方面阐述耳穴疗法的具体操作技法；"临床篇"侧重介绍耳穴贴压法在多种皮肤病中的治疗功用和取穴依据，每一疾病都包括定义、病因病机、诊断要点、辨证治疗和按语几方面内容，并进一步介绍其他外治疗法和相应优缺点，尽量做到详尽而不繁杂、准确而不偏颇。本书引用了《皮肤病脐疗法》中的部分图片，在此，特别感谢李铁男团队的支持与帮助。

中医学浩若烟海，不仅有纳百川的博大包容的胸怀，而且来者不拒有教无类，更不会拒绝任何层次的人们来攫取一瓢海水，自然也不吝于将自己曝于世人接受检验，编者结合古人典籍与自己多年的耳穴贴压的临床经验，集腋成裘，如有不足之处，请大家指教。

张理涛

2018年7月1日

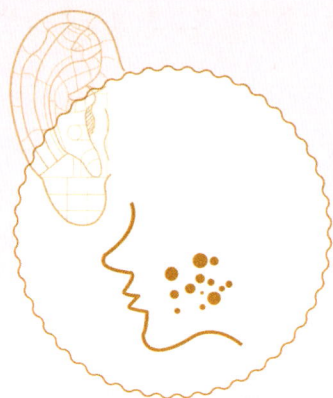

目录

2
技法篇

1

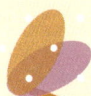

基础篇

耳穴疗法起源

耳穴疗法又称耳针疗法、耳医学、耳针学、耳疗法、耳穴诊治学。耳穴疗法是指通过耳廓诊断和防治疾病的一种方法，是我国古老的针灸学的一个重要组成部分。不仅可以通过对耳廓的观察或检测以诊断疾病和了解机体健康状况，而且还以通过耳穴贴压或耳针等方式，刺激耳廓上的穴位，能疏通经络，调节脏腑气血功能，促进机体阴阳平衡，从而起到预防和治疗疾病以及养生保健的作用。

一、先秦时期

我国约公元前7~2世纪就有关于耳穴的记载。长沙马王堆西汉墓出土的《阴阳十一脉灸经》记载有与上肢、眼、颊、咽喉相联系的"耳脉"。"耳脉起于手北（背）出臂外两骨间，（上骨）下廉，（出肘中），入耳中。"这是耳穴诊断理论的萌芽阶段。

春秋战国时代《黄帝内经》对耳的生理、病理及耳廓的诊治都有较详细的记载。这一时期运用耳穴诊疗疾病的经验和理论已初具雏形，是耳穴理论发展的初期阶段。

《黄帝内经》中有关耳与经络的著述：《灵枢·经脉》曰："胃足阳明之脉……上耳前"；"小肠手太阳之脉……其支者……却入耳

中"；"膀胱足太阳之脉……其支者，从巅至耳上角"；"三焦手少阳之脉……其支者……系耳后，直上出耳上角……其支者，从耳后入耳中出走耳前"；"胆足少阳之脉……其支者，从耳后入耳中，出走耳前。""手阳明之别……入耳合于宗脉。"根据以上记载，手足三阳经与循行于耳区的经脉关系密切，手足三阴经虽不直接入耳，却经十二经别的离、合、出、入与阳经汇合间接上达于耳。奇经八脉中阴、阳跷脉统率左右的阳经脉循行"入耳后"，阳维脉联络全身阳经"循头入耳"。故《灵枢·口问》记载"耳者，宗脉之所聚也"。《素问·脏气法时论》曰："肝病者，两胁下痛引少腹……；虚则……耳无所闻……。气逆则头痛，耳聋不聪……"《灵枢·邪气脏腑病形》中所记载："十二经脉三百六十五络，其气血皆上于面而走空窍……其别气走于耳而为听。"《素问·缪刺论》记述："邪客于手阳明之络，令人耳聋，时不闻音。"《灵枢·论疾诊尺》云："耳间青脉起者掣痛，大便赤瓣飧泄。"

　　《黄帝内经》有诸多耳与脏腑关系的论述：《灵枢·五邪》云："邪在肝，两胁中痛……行善掣……取耳间青脉以去其掣。"《素问·金匮真言论》阐释了心与耳的关系："南方赤色，入通于心，开窍于耳，藏精于心……"《素问·阴阳应象大论》言："肾主耳……在窍为耳。"《灵枢·五阅五使》曰："耳者，肾之官也。"《灵枢·脉度》曰："肾气通于耳，肾和则耳能闻五音矣。"《灵枢·师传》记述："肾者主为外，使之远听，视耳好恶，以知其性。"《灵枢·本脏》曰："（耳）黑色小理者肾小，粗理者肾大，耳高者肾高，耳后陷者肾下，耳坚者肾坚，耳薄不坚者肾脆。"《素问·至真要大论》曰："厥阴之胜，耳鸣头眩……"《灵枢·阴阳二十五人》："手少阳之上，血气盛则眉美以长，耳色美；血气皆少则耳焦恶色。"

二、晋唐宋时期

这一时期属于耳穴理论发展的过渡时期，随着社会的稳定，耳穴诊疗疾病的水平较之前有很大的提高，运用耳穴诊疗疾病的范围也开始全面起来。

晋代皇甫谧在医学专著《针灸甲乙经》中记载："听宫，在耳中……手足少阳、手太阳之会。"在《针灸甲乙经·小儿杂病》中记载："婴儿耳间，青脉者起，腹痛。大便青瓣，飧泄。"隋·杨上善《黄帝内经太素·输穴·腑病合输》篇解释了小肠与耳的关系："小肠病者，当耳前热。"唐代孙思邈《备急千金要方》记载："耳中穴，在耳门孔上横梁是，针灸之，治马黄黄疸，寒暑疫毒。"

三、元明清时期

这一时期耳穴诊断已广泛应用于临床，各医家在临床实践中积累了丰富的耳穴诊疗经验，耳穴理论进一步充实完备。

明·王肯堂之《证治准绳》言："心在窍为舌，以舌非孔窍；故窍寄于耳，则肾为耳窍之主，心为耳窍之客。"《证治准绳》亦言："凡耳轮红润者生，或黑或黄或青而枯燥者死，薄而白、薄而黑者皆为肾败。""厥阴头痛，头痛甚，耳前后脉涌有热。"明·杨继洲《针灸大成·经外奇穴》曰："耳尖穴在耳尖上，卷耳取尖上是穴。治眼生翳膜。"清·汪宏《望诊遵经》指出："若夫耳形之诊，当以厚而大者为形盛，薄而小者为形亏。肿起者，邪气实；消减者，正气虚。润泽则吉，枯槁则凶，合之于色，亦可辨其寒热虚实。"清·沈金鳌《杂病源流犀烛·阳跷阴跷脉病源流》言："阳跷者……从睛明上循入发际，下耳后，入风池而终。"《杂病源流犀烛·耳病源流》篇曰："耳轮生疮，名耳发疽，属少阳三焦经热也。"《大肠病源流》篇曰："大肠实，则耳后……皆痛，大肠……若虚，则耳鸣耳聋。"《胆病源流》篇曰："胆……实则口苦、耳聋"，"胆绝者耳聋。"《肾病源流》亦言："耳属足少阴，肾之寄窍也。耳所至者精，精气调和，肾气充足，则耳聪。若劳伤气血，风邪乘虚，使精脱肾惫，则耳聋，是肾为耳聋之原也。然肾窍与耳，所以聪听，实因水生于金，盖肺主气，一身之气贯于耳。"清末张振鋆《厘正按摩要术》提出了耳背分属五脏的理论及耳背图，即"耳珠属肾，耳轮属脾，耳上轮属心，耳皮肉属肺，耳背玉楼属肝"，其记载的耳穴图谱，是世界上最早的耳穴图谱，为此后耳穴的定位提供了思路。

耳穴诊治法在我国古、近代历经多年漫长的实践积累为现代耳穴诊治疗法的发展及耳医学体系的形成提供了坚实的基础。

四、现代时期

在1950年末至1960年初为耳穴研究迅速发展阶段，"耳针疗法"一词被提出后，迅速得到推广与发展。这一阶段的发展主要源于法国医学家P. Nogier博士，他看到有些顽固性坐骨神经痛的患者经过烧灼耳朵疼痛消失，受到启发，开始研究耳穴，提出"耳朵像一个倒置的胎儿，它与内脏存在密切的关系"。1957年P. Nogier博士发表了世界上第一张耳穴图，并将耳朵穴位扩充为42个。在1958年耳穴图及耳穴的分布规律开始传入中国，并由此促进了我国耳穴的发展。在此阶段代表性的著作主要有：《耳针疗法》山西襄汾医院科研室和王天胜合作编著；《耳针疗法选篇》上海耳针协作小组编著。从1960年末至1970年末耳穴研究在我国开始普及，"耳针学"概念被提出。随着耳穴新刺激点不断出现，20世纪60年代我国耳穴发展到近100个。1960年末开始，我国提倡用中草药和针灸来治疗疾病，因此耳针进入了迅速的发展和普及阶段，并在此阶段积累了大量的实践经验。《耳针疗法》1971年中国科学院动物研究所编著，标示耳穴112个；《耳针》1972年王忠等编著，记载耳穴131个；《针灸学》1974年上海中医学院编著，收集耳穴154个；《针灸经外奇穴图谱》1979年郝金凯编著，收录耳穴199个；《耳针学讲义》管遵信编著，率先提出了"耳针学"概念，并将耳针疗法上升为耳针学。从1980年初至1992年为耳穴研究稳步发展阶段，在此阶段耳针学发展成为了一门独立的学科。1982年12月，成立了"中国针灸学会全国耳针协作组"，1988年底，建成了第一所耳针学校——中华耳针函授部。1992年1月中国针灸学会成立了《耳穴国标》课题组，1993年颁布的"耳穴标准化方案"标志着耳穴研究发展到了一个新的阶段。《耳穴治疗学》2005年黄丽春编著，总结了常用耳穴200多个，更加系统地介绍了耳医学的功效和临床应用。

第二章

2

耳穴疗法治疗皮肤病的机制和功效

第一节 作用机制

目前，国内外专家对耳穴作用原理的解释有很多种，包括生物电学说、生物控制论学说、生物全息律学说、免疫学说、德尔他反射学说、神经体液学说等。

一、生物电学说

生物体内广泛、繁杂的电现象是正常生理活动的反映。根据生物电变化（如心电图、脑电图、肌电图等）可以推测机体是否处于正常状态。当组织器官功能失调时，其产生的异常生物电会反应到人体的穴位上，而我们针刺或按压这些穴位时，会产生电位差和创伤电流，这些生物电信息通过经络传递至组织或器官，起到反馈调节的作用。当机体出现病理变化，异常的生物电通过经络感传到达于耳，相应耳穴的电阻会降低。在耳针疗法的诊断中，临床医生通过对患者耳廓的观察找出阳性反应点从而推断病情，以及通过仪器测量出耳廓上的低电阻点来帮助判断病位都是从生物电学说的角度来解释耳针疗法的机制。

二、生物控制论学说

生物控制论就是将控制论的原理应用于生物系统中的理论，其与人体的对应关系为：经络类似于高级的控制中枢系统，体内的气血津液相当于人体信息的搬运工，经脉和络脉相当于信息传输通道，耳廓相当于信息的传入、传出端。耳穴可作为全身信息的一个反映点，当人体发生疾病时躯体会把病变信息通过神经通路传递到耳穴，使局部出现色泽改变、脱屑等异常变化，这对疾病诊断具有很大的帮助；同时耳穴又可作为全身信息的控制点把身体病变的信号及时传递给中枢系统，中枢系统接收到信号后，采用经络或神经体液调节的方式作用到相应的器官组织。

三、生物全息律学说

生物体每一个相对独立的部分是整体的缩影，包含了整个机体的全部信息。张颖清在《全息生物学研究》中称这样的现象为生物全息现象，并称这样的规律为生物全息律。生物全息律是张氏在1973年发现并提出来的。根据这一理论的深化研究和探索，张氏首先提出了第二掌骨侧诊疗疾病的方法及中医的耳针疗法、面针疗法、头针疗法、足针疗法、鼻针疗法、腹针疗法等通属"生物全息疗法"的范畴。根据全息生物学理论，耳廓是人体的缩影，上面所包含的人体信息与机体的相对应部位存在双向突触联系，通过脑内的神经元传递全息反射信息。因而一个病灶与一个阳性反应区有直接联系，此反应区就是病灶所对应的耳穴，可出现痛阈降低、电阻降低、变色、变形等病理反应。根据这些反应点（较高级全息元的反应点），即可诊断疾病。同时如果给这一反应点（较高级全息元的反应点）一个针刺或按压等刺激就可治疗相关机体（其他全息元或主体上全息对应部位）的疾病。这是最近比较热门的一种学说，它认为耳穴分布犹如一个"倒置的胎儿"。根据耳穴的全息理论，使用耳穴诊断疾病会非常准确，治疗疾病也会非常有效。现代胚胎生物学理论认为，耳廓的表皮、汗腺、皮脂腺等与神经系统、大脑、脑垂体都由外胚层发育而来，耳廓的软骨、真皮与人体内的脏器、肌肉、血液、淋巴、骨骼等都由中胚层发育而来，因此，耳廓与大脑、脑垂体、神经系统以及躯干、内脏、体液等有密切的关系。

四、免疫学说

大量实验研究表明，针刺（耳针和体针）可以调整人体的免疫系统，增强人体免疫能力。钟伟泉等在进行耳穴治疗慢性疲劳综合征临床疗效观察时，发现耳穴治疗4个疗程后，患者整体状态好转，IgG含量提高。陈庆华在预防慢性支气管炎急性发作的临床疗效进行1年随访观察时发现耳穴贴压组患者血浆IgA明显升高，1年内急性发作次数明显减少，因此同样认为耳穴通过改善机体免疫功能来减少慢性支气管炎的急性发作。龚顺波等在对寻常性痤疮的研究中发现散刺结合耳穴贴压2个疗程后患者血清中IgG值较治疗前降低，认为针灸治疗寻常性痤疮可能是通过调节机体免疫反应来发挥作用的。管遵信在研究患病脏腑相应耳穴的组织学改变时，发现患病脏腑相应耳穴有大量淋巴细胞浸润，而健康者无淋巴细胞浸润。王海川等在对耳穴贴压辅助治疗220例慢性结肠炎的疗效观察时，发现口服中药组和口服中药加耳穴贴压组免疫球蛋白均降低，但后者免疫球蛋白变化率显著高于前者，认为一般慢性结肠炎发病过程中可能会造成自身免疫损伤，耳穴贴压治疗对降低血清免疫球蛋白、降低炎症反应效果有重要意义。

五、德尔他反射学说

"德尔他反射学说"是赵敏行经过20余次人体实验后提出的，即用胶布将电子测温计探头固定在耳廓的手、足、膝、腹等区点上，每次固定一个探头，等测温计指针稳定后，用冷、热或扎针等刺激双手或足、膝等部位，10~15秒内观察到耳廓上与受刺激部位的相应的区域皮温上升1~5.5℃，维持时间不等，最长可达2小时以上，并有个体差异，而不相应的区域未见温度升高，同样刺激耳廓某区点亦可在相应的躯体上出现皮温升高。从德尔他反射通路看出，这种躯体内脏、中枢、耳廓间的通路是双向反射径路。由于这一反射图呈三角形，颇似尼罗河下游的德尔他三角洲，故称德尔他反射。从实验中提示躯体上的部位与其相应的耳穴间有犹如钥匙和锁孔一样的关系。

六、神经体液学说

耳廓上的神经非常丰富，耳廓躯体代表区由耳颞神经、枕小神经及耳大神经耳支支配；内脏代表区由面神经、迷走神经及舌咽神经耳支支配；另外还有交感神经，它随着颈外动脉而到达耳廓。因此当耳廓受刺激时，位于耳廓上的神经会将神经冲动传递到大脑，大脑根据传入信息，做出指令，传出调节信号，因此耳对人体的调节作用也比较广泛。上海耳针协作小组通过耳针治疗家兔软组织炎症，发现家兔体内的谷胱甘肽含量下降，黏蛋白含量下降，琥珀酸脱氢酶活动性增加。李平对系统性红斑狼疮患者进行耳穴治疗，发现治疗后系统性红斑狼疮病情活动度明显降低，患者血清中的白介素-2（IL-2）、肿瘤坏死因子-A（TNF-A）和白介素-6（IL-6）等免疫因子的浓度，比治疗前明显好转。武和平等通过耳穴疗法术后镇痛，发现耳穴治疗后患者体内内啡肽含量明显升高，从而激活了体内的抗痛系统。单秋华对女性围绝经期综合征进行耳穴治疗后，患者血清中FSH（促卵泡生长激素）的含量明显降低，血清中E2（雌二醇）和β-EP（β-内啡肽）的含量升高，比治疗前明显好转。耳通过神经体液系统与人体的脏器组织建立了密切的联系，刺激耳穴可以改善人体的神经体液循环，调节人体内环境，还可以调节器官组织的内部活动，使机体摆脱病理状态，恢复生理状态。

第二节　功效

耳穴疗法简单、方便、用途广、见效快，既经济又安全，所以很受患者欢迎，既适合医生在临床中使用，又可以被一般患者在医生的指导下应用于某些疾病的日常自我保健和治疗。在旅途中、在公共场所或是在深夜等不方便就医的情况下，出现了疾病发作的前兆或某些疾病突然发作就可以通过该法进行简单处理，为后续治疗争取更多的时间，提供更好的条件。慢性病患者亦可以借助耳穴这个生物全息诊疗法改善症状，提高生活质量。

一、耳穴优点

1.适应证广

据文献报道和实践经验证明，它能治内、外、妇、儿、皮肤、神经、骨伤、五官等各科200多种病症，其疗效也相当满意。

2.疗效迅速

对于一般神经性痛、外伤痛、术后痛、胆结石绞痛、泌尿系结石引起痛等疼痛明显者及急性荨麻疹、皮肤瘙痒症等瘙痒明显者可达到立竿见影的效果。

3.易学易懂

耳穴分布有一定规律，耳穴名称又比较好记，所以只要认真学习，就容易记忆和掌握。

4.有助早期诊断

现代研究发现，耳穴不仅在机体发生器质性病变时会出现反应，而且在病变初期即功能性改变时也会出现阳性反应点，而影像学检查在器质性病变时才能发现疾病。耳穴诊断法对疾病的预防及早期诊断方面有很大的优势。

5.操作简便

耳穴疗法不受气候、环境、设备、地点等条件限制，既可用耳针治疗，也可用王不留行籽或白芥籽或药膏贴穴均可。

6.副作用少

耳穴疗法是一种自然疗法，除针刺有点痛感外，其他如耳穴贴压疗法、贴膏疗法均具有安全、副作用少、无痛苦的显著特点。

7.经济实用

耳穴治法设备简单，不需什么器材，投资少，仅须一些酒精棉球和一些针、胶布、王不留籽和一把镊子或一把血管钳即可。

8.预防疾病

耳穴疗法可用于养生保健，经常有规律按压耳穴可增强体质，预防感冒、晕车、水土不服、冻疮等。

二、耳穴贴压适应证

1.各种疼痛性疾病

耳穴最大特点是止痛，对疼痛疾病疗效显著，常用于外伤性疼痛、手术后疼痛、炎症性疼痛（扁桃体炎、咽炎、脉管炎、静脉炎、丹毒、关节炎等）、神经性疼痛（头痛、三叉神经痛、肋间神经痛、带状疱疹等）、肿瘤性疼痛。

2.变态反应及胶原组织疾病

适用湿疹、荨麻疹、药疹、各种瘙痒症、过敏性紫癜、结节性红斑、风湿热、红斑狼疮等病。这类疾病一般用三抗穴（抗过敏、抗感染、抗风湿）治疗，包括过敏区、内分泌、肾上腺、耳尖。过敏区是治疗过敏性疾病的特定点，可以提高机体免疫系统功能。过敏性疾病是过敏原和抗体结合影响细胞的正常代谢，出现毛细血管扩张、通透性增高和平滑肌痉挛等表现。内分泌和肾上腺可增强机体分泌各种激素，如肾上腺皮质激素，还可以阻止细胞释放组胺，抑制毛细血管的渗出，抑制黏膜及皮肤的抗原抗体反应，增强抗过敏作用。

3.各种炎症性疾病

运用三抗穴治疗此类疾病有较好的疗效。

4.传染性疾病

对于百日咳、流行性感冒、疟疾、猩红热、细菌性痢疾、腮腺炎、扁平疣等疾病，耳穴有退热、止痛、解痉、抗感染抗炎等作用，可恢复和提高机体的免疫功能，加速疾病痊愈。

5.功能性疾病

适用高血压、多汗症、心律不齐、面肌痉挛、内耳眩晕症、神经衰弱、自主神经功能紊乱、功能性子宫出血、月经不调等病，耳穴治疗可调节大脑皮层功能、内分泌功能，建立新的平衡，促进病症缓解或痊愈。

6.内分泌代谢及泌尿生殖系统等疾病

适用甲状腺疾病、糖尿病等病，耳穴治疗可改善症状，减少用药量。

7.各种慢性病

适用颈肩腰腿痛、脑外伤后遗症、慢性胆囊炎、慢性胃炎、十二指肠溃疡等疾病，耳穴治疗有某些药物所不及的效果。

8.其他

耳穴治疗适应证较广，催产、催乳、戒酒、戒烟、戒毒、治疗竞技综合征，预防输液反应、感冒、晕船、晕机、晕车等，并有抗衰老、减肥、美容、保健等作用。

耳穴疗法现代研究进展及创新

以中医理论和现代生物全息理论为基础的耳穴，通过耳针或压豆等刺激手段，对人体多系统、多器官的疾病都有治疗作用。王华以耳穴埋豆联合中药药浴治疗寻常型银屑病，取穴肺、肝、神门、内分泌、皮质下等穴，取75%酒精擦拭耳廓后，用0.5cm×0.5cm大小的胶布将王不留行籽贴压在所选穴位上，并给予一定压力，每晚每穴按压4次，按压时逐渐在王不留行籽上施加压力，以产生酸、麻、胀、痛感及灼热感为宜，按压后再对穴位按揉1分钟，双耳同时治疗，每周更换1次，共治疗4周，效果良好，总有效率93.3%。郭菊以耳穴压豆治疗痤疮，取肺、胃、大肠、便秘点、三焦、过敏点、荨麻区、面颊、内分泌、神门等穴，采用压痛点探查法定准穴位后，局部常规消毒，用剪好0.6cm×0.6cm大小的胶布，中间放置1粒王不留行药籽。用镊子将带药粒的胶布贴附在选定穴位上。嘱患者每日晨起、饭后、睡前按压穴位15分钟，要有酸、麻、胀热的感觉。3天后换贴另一耳，10次为1个疗程，效果显著，总有效率96.3%。肖秀丽以耳穴压豆治疗黄褐斑，效果良好，总有效率98%。取主穴：缘中、内分泌、心、肺、大肠、面颊。取配穴：肾虚及妊娠者加内生殖器、肝、肾；血瘀者加肾上腺、风溪、交感；肝郁气滞加皮质下、肝、胆。两侧穴位交替使用，患者取坐位，用针灸针的尾部在耳廓选定穴位上按压找到敏感点，局部皮肤消毒后将王不留行籽放在大小约为0.5cm²的胶布上，贴于穴位上加以按压，每穴每次按压50～100下，每日按3～5次。按压力应适当，以使耳廓感觉胀热为度，隔日换压籽。8次为1个疗程，疗程间休息2天。覃彩霞以耳穴压豆结合中药外洗内服治疗婴儿湿疹，取肺、大肠、肾上腺、神门等穴，先用酒精棉球擦全耳廓，然后将粘有王不留行籽的胶布贴压一侧耳，嘱患儿家属按压3～5次/天，30秒/次，予以轻刺激，使耳廓产生热胀感，每次一侧耳穴，3天后换对侧耳穴，1周为1个疗程，连续治疗2个疗程。效果显著，总有效率97.9%。张艳华以耳穴压豆配合针刺治疗寻常疣、跖疣，效果良好。取双侧肺区、大肠区、交感、皮质下等穴及皮疹相对应部位（如跖疣取跟、趾区；手部寻常疣取指区；面部寻常疣取面区），先用探棒查明耳穴，明确所选部位，75%酒精消毒后，左手固定耳廓，右手用镊子夹持备好的胶布（贴有王不留行籽，面积约0.8cm×0.8cm）贴置在穴位上，然后稍加施力，予中等强度刺激，以耳穴处有酸、麻、胀、痛等感觉为度。每贴压1次，可放置5~10天，贴压期间嘱患者每日自行按压3次。治疗5次以上，总有效率均为100%。常丽以耳穴压豆配合中药治疗带状疱疹，取内分泌、皮质下、心、肺、肝、大肠、胃、面颊区等穴位，先以75%的酒精棉球擦耳廓的皮肤，再用干棉球擦净，将表面光滑近似圆球状或椭圆状的中药王不留行籽，贴于0.6cm×0.6cm的小块胶布中央，然后用镊子夹起中间有压物的小方胶布对准耳穴贴紧并稍加用力进行耳穴贴压，给予适度的揉、按、捏、压使患者耳朵感到酸、麻、胀、痛或发热。贴后嘱患者每日自行按压数次，每次5分钟，贴压隔日1次，10次为1个疗程，可连续2个疗程，效果显著，总有效率为94.44%。

创新应用：单用中药体针效果较差时，可应用耳穴治疗，或配合耳穴增强疗效。耳穴不但可以泻火毒、疏气血、调阴阳、补虚损、调节脏腑功能，而且还有抗过敏、抗感染、抗晕厥、抗休克作用。此外，在改善抑郁、调整情绪、改善微循环、松弛肌痉挛、消除药物副作用、增强免疫等方面，都有其独到的疗效。临床上有很多慢性皮肤病反复发作，如慢性湿疹、慢性荨麻疹等缠绵难愈，于病情缓解期给予耳穴贴压治疗，可增强机体抵抗力，使这些皮肤病减少复发。对于肝郁气滞、精神压力大的患者，予以耳穴贴压调节肝郁状态后皮肤病会有很好的治疗效果。临床观察发现耳穴贴压疗法对于临床中剧烈瘙痒及疼痛性皮肤病有很显著的疗效：曾有一带状疱疹老年患者经止痛治疗后仍疼痛剧烈，引起心慌手抖、周身不适，予以镇痛宁心安神的耳穴贴压治疗后疼痛及心慌手抖症状很快缓解；一位剧痒患者用抗组胺药后出现头晕不适且瘙痒仍不缓解，予以止晕止痒耳穴贴压治疗后瘙痒及眩晕症状很快缓解。临床中有一些内科病情较重或特殊体质不能用药的患者都可以用耳穴贴压来进行止痒或止痛治疗，如：一位尿毒症患者病情较重，瘙痒剧烈，予以耳穴贴压治疗后瘙痒很快得到缓解；一位因三叉神经痛口服卡马西平的药疹患者，停用该药后三叉神经痛经各种止痛治疗不能缓解，予以耳穴贴压治疗后疼痛很快好转，后患者三叉神经痛未再复发；对于骨折或股骨头坏死的某些皮肤病患者因用药受限，予以耳穴治疗后有较好的疗效。对于银屑病患者，外感发热后引起咽红肿痛，尽早予以耳穴贴压来进行抗炎抗感染治疗后咽部症状很快缓解，有利于防止银屑病病情加重。

2

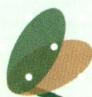

技法篇

第四章 4 耳穴分布、定位及主治

耳穴在耳廓上的分布是有规律的，它在耳前外侧面的排列像一个在子宫内倒置的胎儿，头部朝下，臀部及下肢朝上，胸部及躯干在中间。耳前控制人体的前面、五脏六腑、组织器官和五官七窍，耳背控制人体的背面、神经系统、肌肉骨骼等运动系统。

第一节 耳廓正面解剖名称

一、耳廓正面解剖名称（图4-1-1）

❶耳垂：耳廓下部无软骨的部分。

❷耳垂前沟：耳垂与面部之间的浅沟。

❸屏间切迹：耳屏与对耳屏之间的凹陷处。

❹对耳屏：耳垂上方与耳屏相对的瓣状隆起。

❺对屏尖：对耳屏游离缘隆起的顶端。

❻耳屏前沟：耳屏与面部之间的浅沟。

❼下屏尖：耳屏游离缘下部隆起。

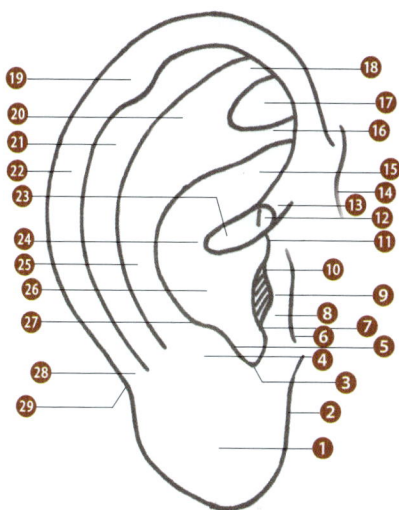

图 4-1-1　耳廓正面解剖名称

⑧耳屏：耳廓前方呈瓣状的隆起。

⑨外耳门：耳甲腔前方的孔窍。

⑩上屏尖：耳屏游离缘上部隆起。

⑪屏上切迹：耳屏与耳轮之间的凹陷处。

⑫耳轮脚棘：耳轮脚和耳轮之间的隆起。

⑬耳轮脚切迹：耳轮脚棘前方的凹陷处。

⑭耳轮前沟：耳轮与面部之间的浅沟。

⑮耳甲艇：耳轮脚以上的耳甲部。

⑯对耳轮下脚：对耳轮向前分支的部分。

⑰三角窝：对耳轮上下脚与相应耳轮之间的三角形凹窝。

⑱对耳轮上脚：对耳轮向上分支的部分。

⑲耳轮结节：耳轮外上方的膨大部分。

⑳对耳轮：与耳轮相对呈"Y"字形的隆起部，由对耳轮体、对耳轮上脚和对耳轮下脚三部分组成。

㉑耳舟：对耳轮与耳轮之间的凹沟。

㉒耳轮：耳廓外侧边缘的卷曲部分。

㉓耳轮脚：耳轮深入耳甲的部分。

㉔耳甲：部分耳轮和对耳轮、对耳屏、耳屏及外耳门之间的凹窝。由耳甲艇和耳甲腔两部分组成。

㉕对耳轮体：对耳轮下部呈上下走向的主体部分。

㉖耳甲腔：耳轮脚以下的耳甲部。

㉗轮屏切迹：对耳屏与对耳轮之间的凹陷处。

㉘耳轮尾：耳轮向下移行于耳垂的部分。

㉙轮垂切迹：耳轮与耳垂后缘之间的凹陷处。

二、耳廓背面解剖名称（图4-1-2）

耳廓背面的解剖有三个面、五个沟、四个隆起。

三个面

❶耳轮背面：耳轮背部的平坦部分。

❷耳轮尾背面：耳轮尾背部的平坦部分。

❸耳垂背面：耳垂背部的平坦部分。

五个沟

❹对耳轮上脚沟：对耳轮上脚在耳背呈现的沟。

❺对耳轮下脚沟：对耳轮下脚在耳背呈现的沟。

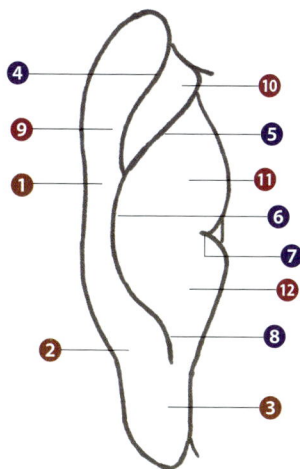

图 4-1-2　耳廓背面解剖名称

⑥对耳轮沟：对耳轮体在耳背呈现的沟。

⑦耳轮脚沟：耳轮脚在耳背呈现的沟。

⑧对耳屏沟：对耳屏在耳背呈现的沟。

四个隆起

⑨耳舟隆起：耳舟在耳背呈现的隆起。

⑩三角窝隆起：三角窝在耳背呈现的隆起。

⑪耳甲艇隆起：耳甲艇在耳背呈现的隆起。

⑫耳甲腔隆起：耳甲腔在耳背呈现的隆起。

三、耳穴分布与人体的对应规律

三角窝　　　　相当于盆腔、内生殖器。

对耳轮　　　　相当于躯干、运动系统。

对耳轮上脚　　相当于下肢。

对耳轮下脚　　相当于臀部、坐骨神经。

耳舟　　　　　相当于上肢。

耳轮脚　　　　相当于膈肌。

耳轮脚周围　　相当于消化道。

耳甲艇　　　　相当于腹腔。

耳甲腔　　　　相当于胸腔。

对耳屏　　　　相当于头、脑部和神系统。

耳屏　　　　　相当于咽喉、内鼻和鼻咽部。

屏上切迹　　　相当于外耳。

屏间切迹　　　相当于内分泌系统。

轮屏切迹　　　相当于脑干。

耳垂　　　　　相当于头、面部。

第二节　耳穴名称、定位及主治

三角窝穴位：

降压点（角窝上）： 三角窝内的外上角；治疗高血压。

盆腔： 对耳轮上下脚分叉处的内缘；治疗盆腔炎。

神门： 降压点与盆腔穴连线的中、下1/3交界处，称神穴；治疗失眠、多梦、痛症、戒断综合征等。

肝炎点： 降压点与盆腔穴连线的中、上1/3交界处；治疗肝胆疾病。

子宫（男性：内生殖器）： 三角窝凹陷处前缘；治疗痛经、月经不调、白带过多、功能性子宫出血、遗精、早泄等。

宫颈： 子宫与盆腔连线的中、前1/3交界处；治疗宫颈炎。

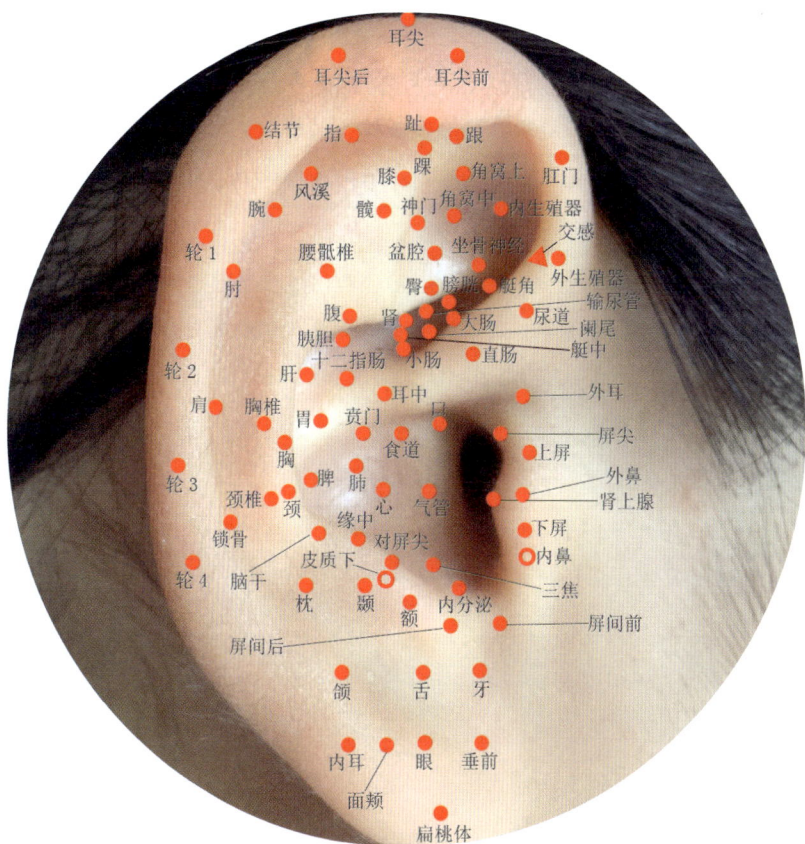

耳尖

耳尖后　　　耳尖前

结节　　指　　　趾　　跟

　　　　　膝　　踝　　角窝上　肛门

腕　　风溪　　髋　神门角窝中　内生殖器

　　　　　　　　　　　坐骨神经　　　　交感

轮1　　腰骶椎　盆腔　　　臀　膀胱　艇角　外生殖器

肘　　　　　　　腹　　肾　　　　　　输尿管

　　　　　胰胆　　　　　　大肠　尿道

轮2　　肝　十二指肠　小肠　直肠　阑尾　艇中

肩　胸椎　胃　贲门　耳中　　　外耳

　　　　　胸　　食道　　　　屏尖

轮3　颈椎　脾　肺　　　　　上屏

　　锁骨　颈　缘中　心　气管　　外鼻　肾上腺

轮4　脑干　皮质下　对屏尖　下屏　内鼻

　　　枕　颞　内分泌　三焦

　　　　　额　　　　　屏间前

屏间后

颌　　舌　　牙

内耳　眼　垂前

面颊

扁桃体

图 4-2-1　耳廓穴位正面示意图

　　附件：子宫与盆腔连线的中、后1/3交界处；治疗附件炎症。

　　便秘点：与坐骨神经、交感呈等边三角形的对耳轮下脚的上缘处；治疗便秘。

　　腹股沟：与臀、坐骨神经呈等边三角形的对耳轮下脚的上缘处；治疗腹股沟病症。

对耳轮体部穴位：

颈椎：在对耳轮体部，从对耳轮中线起始处至对耳轮上下脚分叉处分为5等份，下1/5为颈椎；治疗落枕、颈椎综合征等。

胸椎：在对耳轮下2/5及3/5处；治疗胸部疼痛、经前乳房胀痛、乳腺炎、产后泌乳不足等。

腰骶椎：在对耳轮上2/5处及上1/5处；治疗腰骶部疼痛。

颈：在对耳轮下部，颈椎内侧中点近耳腔缘；治疗落枕、颈项肿痛等。

胸：在对耳轮中部，胸椎内侧中点近耳腔缘；治疗胁疼痛、胸闷、乳腺炎等。

腹：在对耳轮上部，腰骶椎内侧中点近耳腔缘；治疗腹痛、腹胀、腹泻、急性腰扭伤等。

对耳轮上脚穴位：

趾：在对耳轮上脚的外上角，近耳尖部；治疗甲沟炎、趾部疼痛等。

跟：在对耳轮上脚的内上角，近三角窝上端；治疗足跟痛。

踝：在跟、膝两穴连线之中点；治疗踝关节扭伤。

膝：在对耳轮上脚的中点；治疗膝关节肿痛。

髋：在对耳轮上脚的起始部中点处；治疗髋关节疼痛、坐骨神经痛等。

对耳轮下脚穴位：

臀：在对耳轮下脚的外1/3处；治疗坐骨神经痛、臀筋膜炎等。

坐骨神经：在对耳轮下脚的中1/3处；治疗坐骨神经痛。

交感：在对耳轮下脚内1/3的内上方处；是内脏止痛、解痉、止涎、止汗、活血要穴。

耳舟穴位：

指：耳舟上方的顶端为指；治疗甲沟炎，手指疼痛、麻木等。

锁骨：与轮屏切迹同水平的耳舟部，与心穴平行；治疗局部炎症。

腕：将指与锁骨之间的耳舟部分为五等份，自上而下第一等份上方为指，等二等份上方中点为腕；治疗腕部疼痛等。

过敏区（风溪）：在耳舟，指、腕两穴区之间；有抗过敏、抗感染、抗风湿、提高免疫作用，治疗荨麻疹、皮肤瘙痒症、过敏性鼻炎等。

肘：第三等份上方中点；治疗肱骨外上髁炎、肘部疼痛等。

肩：第四等份上方中点；治疗肩周炎、肩部疼痛。

耳轮脚穴位：

耳中：位于耳轮脚中点的下缘处；治疗肝胆病、糖尿病等。

膈：与外耳道孔垂直向上方的耳轮脚起始部中点；具有止血凉血、解痉止痛、镇静止痒作用，治疗呃逆、荨麻疹、皮肤瘙痒、小儿遗尿症、咯血等。

耳轮穴位：

直肠：在近屏上切迹的耳轮处，与大肠同水平；治疗便秘、腹泻、脱肛、痔疮等。

尿道：在直肠上方，与膀胱同水平的耳轮处；治疗尿频、尿急、尿痛、尿潴留等。

外生殖器：在尿道上方，与交感同水平的耳轮处；治疗睾丸炎、附睾炎、外阴瘙痒症等。

肛门：在与对耳轮上脚前缘相对的耳轮处；治疗痔疮等。

耳尖：在耳轮顶端，与对耳轮上脚后缘相对的耳轮处，即将耳廓从中耳背向前反折的耳轮最高部位；耳尖放血有消炎、止痛、退热、降压、抗过敏等作用，可治疗发热、高血压、各种急性炎症、各种皮肤病等。

肝阳：在耳轮结节处；治疗头晕、头痛、高血压等。

轮1、轮2、轮3、轮4、轮5、轮6：在耳轮上，自耳轮结节下缘至耳垂下缘中点划为5等分，共6个点，由上而下依次为轮1、轮2、轮3、轮4、轮5、轮6；治疗扁桃体炎、上呼吸道感染、发热等。

枕小神经：在耳轮上部，耳轮结节起始部内侧缘；治疗头痛、头晕、头部麻木等。

耳轮脚周围：

口：外耳道口上方外侧缘与耳轮脚起始处连线中点；治疗面瘫、口腔炎、咽炎、胆囊炎、胆石症、戒断综合征等。

食道：在耳轮脚下方中1/3处；治疗食道炎、食道痉挛、癔症。

贲门：在耳轮脚下方外1/3处；治疗贲门痉挛、神经性呕吐等。

胃：在耳轮脚消失处；治疗胃痉挛、胃炎、胃溃疡、失眠、牙痛、消化不良等。

十二指肠：在耳轮脚上方的外1/3处；治疗十二指肠溃疡、胆囊炎、胆石症、幽门痉挛等。

小肠：在耳轮脚上方的中1/3处；治疗消化不良、腹痛、心动过速、心律不齐等。

阑尾：在右耳大、小肠两穴之间；治疗单纯性阑尾炎、腹泻等。

乙状结肠：在左耳大、小肠两穴之间；治腹痛、腹泻等。

大肠：在耳轮脚上方的内1/3处；治疗腹泻、便秘、咳嗽、痤疮等。

耳甲艇穴位:

肝：在耳甲艇的后下方；治疗胁痛、眩晕、经前期紧张症、月经不调、围绝经期综合征、高血压、假性近视、单纯性青光眼等。

胰胆：在肝、肾两穴之间，胰在左耳，胆囊在右耳；治疗胆囊炎、胆石症、胆道蛔虫病、偏头痛、带状疱疹、中耳炎、耳鸣、听力减退、急性胰腺炎。

肾：在对耳轮上下脚分叉处直下方的耳甲艇处；治疗腰痛、耳鸣、神经衰弱、肾盂肾炎、哮喘、遗尿症、月经不调、遗精、早泄。

输尿管：在肾、前列腺连线的中后1/3交界处；治疗输尿管结石绞痛等。

膀胱：在肾、前列腺连线的中前1/3交界处；治疗膀胱炎、遗尿症、尿潴留、腰痛、坐骨神经痛、后头痛等。

前列腺、内尿道（女）：在耳甲艇前上角处；治疗前列腺炎、尿道炎等。

腹胀区：在耳甲艇中央；治疗腹痛、腹胀、胆道蛔虫病、腮腺炎等。

糖尿病点：在胰穴与十二指肠穴中间；治疗胰腺炎、糖尿病等。

胆道：在胆穴与十二指肠穴中间；治疗胆囊炎等。

耳甲腔穴位:

心：在耳甲腔中心凹陷处；治疗心动过速、心律不齐、心绞痛、无脉症、神经衰弱、癔病、口舌生疮等。

肺：在心区下方；治疗咳喘、胸闷、声音嘶哑、痤疮、皮肤瘙痒症、荨麻疹、扁平疣、便秘、戒断综合征等。

气管：在外耳道口与心穴之间；治疗咳喘。

脾：在耳甲腔外上方，在耳轮脚消失处与轮屏切迹连线的中点；

治疗腹胀、腹泻、便秘、食欲不振、功能性子宫出血、白带过多、内耳眩晕症等。

三焦：外耳道孔后下方与对耳屏内侧1/2连线中点，称气穴；治疗便秘、腹胀、上肢外侧疼痛等。

对耳屏穴位：

腮腺：对耳屏尖端；治疗哮喘、腮腺炎、皮肤瘙痒症、睾丸炎、附睾炎。

平喘：腮腺穴向外下0.2cm处，为止咳止喘之要穴；治疗气管炎、哮喘等。

颞：对耳屏外侧下缘的中点，在枕、额之间；治疗偏头痛。

额：对耳屏外侧面前下方下缘中点；治疗头晕、头痛、失眠、多梦。

枕：对耳屏外侧面外上方下缘中点；治疗头晕、头痛、哮喘、癫痫、神经衰弱。

脑垂体：对耳屏外上方上缘中点，即对耳屏屏尖与轮屏切迹之间；治疗遗尿、内耳眩晕症。

顶：枕穴垂直向下0.15cm处；治疗颠顶痛。

晕区：对耳屏外侧面外上方，在脑垂体与枕之间连线取中点，此点与脑垂体、脑干之间即晕区；治疗头晕。

神经衰弱区：颈椎与枕、顶之间；治疗失眠。

睾丸：在对耳屏内侧面、腮腺穴向下0.2cm处；治疗睾丸炎、月经不调、性功能低下等。

丘脑：在对耳屏内侧面中线下端；治疗肥胖、嗜睡症、水肿、内分泌紊乱等。

兴奋：在丘脑与睾丸之间；治疗嗜眠症、肥胖症、夜尿症、性功能低下等。

脑：位于对耳屏的内侧面后上方；可以镇静、止痛。

皮质下：在对耳屏内侧面前下方，分为三区。神经系统皮质下区：对耳屏内侧前下方下缘中点；消化系统皮质下区：对耳屏内侧前下方中点；心血管系统皮质下区：对耳屏内侧前下方，与消化系统皮质下、神经系统皮质下呈等边三角形。分别治疗神经衰弱、消化系统、心血管系统疾病等。

耳屏穴位：

外耳：在屏上切迹前方近耳轮处；治疗外耳道炎、中耳炎、耳鸣。

外鼻：在耳屏外侧面与屏尖、肾上腺呈等边三角形；治疗鼻前庭炎、鼻炎。

屏尖：在耳屏上部隆起的尖端；治疗发热、牙痛等。

肾上腺：在耳屏下部隆起的尖端；治疗过敏疾病、低血压、风湿性关节炎、腮腺炎等。

咽喉：在耳屏内侧面上1/2处；治疗声音嘶哑、咽喉炎、扁桃体炎等。

内鼻：在耳屏内侧面下1/2处；治疗鼻炎、副鼻窦炎、鼻衄等。

降率点：在屏尖上凹陷处，渴点与外耳穴连线中点；对房颤、阵发性心动过速有一定疗效。

渴点：在外鼻与屏尖连线中点；治疗糖尿病、尿崩症、神经性多饮、消渴。

饥点：在外鼻与肾上腺穴连线的中点处；治疗肥胖症、甲状腺功能亢进、泄泻。

屏尖：位于耳屏上部外侧缘；治疗牙痛、斜视等。

屏上切迹穴位：

外耳：屏上切迹近耳轮缘凹陷处，是鼻通、助听、止痛、止晕之要穴，可治疗偏头痛、鼻塞、听力下降、头晕等。

屏间切迹：

内分泌：在耳甲腔底部，屏间切迹内0.5cm处；治疗痛经、月经不调、围绝经期综合征、痤疮、黄褐斑等。

目1：屏间切迹前下方，称青光穴；治疗青光眼及眼底疾患。

目2：屏间切迹后下方，称散光穴；治疗散光、屈光不正、近视、眼睑炎、麦粒肿等外眼疾患。

升压点：屏间切迹下方中点；治疗低血压。

卵巢（男性：精穴）：屏间切迹外缘与对耳屏内侧缘之间；治疗月经不调、性功能低下等。

轮屏切迹穴位：

脑干：在轮屏切迹正中凹陷处；治疗头痛、弱智、过敏性皮炎等。

耳垂穴位：

在耳垂前面，从屏间切迹软骨下缘至耳垂下缘划3条等距水平线，再在第2水平线上引2条垂直等分线，由前向后、由上向下把耳垂分为1、2、3、4、5、6、7、8、9个区。

牙：在1区中点；治疗牙痛、牙周炎、低血压等。

舌：在2区；治疗口炎、口腔炎等。

颌：上颌在3区中点，下颌在3区上线的中点；治疗牙痛、颞颌关节功能紊乱等。

神经衰弱点：在4区中点；治疗神经衰弱、牙痛。

眼：在5区中点；治疗急性结膜炎、电光性眼炎、麦粒肿、假性近视等。

内耳：在6区中点；治疗内耳眩晕症、耳鸣、听力减退等。

面颊：在3、5、6区交界周围；治疗周围性面瘫、三叉神经痛、痤疮、扁平疣等。

身心穴：在7区中点；治疗忧郁、焦虑等。

扁桃体：在8区中点；治疗咽炎、扁桃体炎等。

第五章 5

耳穴选穴
处方原则

正确合理的选穴配方是提高疗效的关键,一般耳穴治疗取穴原则需根据以下几方面进行。

一、按相应部位取穴

相应部位取穴即根据人体的患病部位在耳廓的相应部位取穴,是最基本、最常用的取穴原则。人体患病时,耳廓上相应部位会出现阳性反应,如低电阻、变形、变色、压痛、丘疹、脱屑、血管充盈等,相应部位是诊断和治疗疾病的特定点。如头面部带状疱疹患者偏头痛取颞穴,前头痛取额穴,颠顶痛取顶穴,后头痛取枕穴,面部皮肤病一般要取面颊穴。相应部位是止痛要穴,经过临床大量痛症病例观察,相应部位治疗组止痛的疗效优于神门穴治疗组。所以取穴要以相应部位为主,再配合其他穴位可提高疗效。

二、根据藏象学说和经络学说取穴

脏腑辨证是中医辨证治疗的核心,也是耳穴治疗的特点。如皮肤病,藏象学说认为"肺主皮毛"故取"肺";脱发,藏象学说认为"肾其华在发",故可取肾穴治疗;脾虚型紫癜,根据"脾主统血"可取

"脾"；瘙痒性皮肤病，根据"诸痛痒疮，皆属于心"，可取"心"清热凉血、安神止痒。

中医经络理论也是耳穴贴压疗法的理论核心，许多疾病可根据经络循行部位、经络病候、经络表里关系来选穴治疗。如带状疱疹偏头痛，因足少阳胆经绕行头之侧部，故取胰胆穴治疗；后头痛和前头痛分别属足太阳膀胱经和足阳明胃经之循行部位，故可分别取膀胱穴、胃穴治疗。根据经络病候，手阳明大肠经是动则病为颊肿，故面颊肿胀时可取大肠穴。痤疮，中医认为是肺胃郁热上熏于面而致，患者多伴便秘，根据肺与大肠相表里，可取"肺、胃、大肠"等。

三、按西医学理论取穴

耳穴定位的形成是以遗传学、解剖学、胚胎学等为基础，以生理学、病理形态学为反映的，以免疫学说、神经体液学说、神经反射学说为作用机制的一门多方位多层次的新世纪医学。所以耳穴中许多穴名是以西医学名称命名的，如内分泌、肾上腺、皮质下、交感等，这些穴位的功能是与西医学理论一致的。因此耳穴疗法既要根据中医理论，又要运用西医学理论取穴，从疾病的发生、发展等多种因素去分析。如肾上腺穴具有调节肾上腺和皮质激素的功能，肾上腺所分泌的激素有抗过敏、抗炎、抗风湿、抗休克的作用，故过敏性疾患、炎性疾病、风湿病、低血压及抢救休克时，均取肾上腺穴治疗。交感是内脏止痛要穴，内脏疼痛的传入神经主要是交感神经，是来自交感神经中的C类纤维传导的，刺激交感穴可对伤害性刺激传入信息产生抑制，使机体对疼痛刺激引起的感觉和反应受到抑制，内脏平滑肌痉挛状况得到缓解，提高痛阈值，如带状疱疹、过敏性紫癜、急性荨麻疹引起的急性内脏疼痛均可取本穴。

四、按临床经验取穴

临床经验的取得，可从成功的病例中获取，也可从失败的病例中总结经验教训，掌握各类耳穴特性及作用特点是十分必要的。耳穴治疗的刺激效应是通过大脑皮层来调节机体内外环境活动状态及脏腑功能，中医的整体观得到了充分的发挥。当取肾上腺、过敏区、耳尖、内分泌等抗过敏穴治疗过敏性皮肤病时，随着皮疹好转，过敏性鼻炎及哮喘明显好转。神门、枕二穴都有镇静安神止痒作用，若皮肤病患者同时有腹胀等胃肠功能紊乱时，勿用此二穴，以免对胃肠蠕动起到抑制作用而加重腹胀。根据近代研究发现，交感穴有调节交感神经和副交感神经的作用，治疗血栓闭塞性脉管炎、静脉炎、大动脉炎、雷诺病时，交感作为主穴可扩张血管，改善肢体的血液循环，提高皮肤温度，但对于过敏性紫癜等出血性疾病忌取交感穴。

五、按穴位功能取穴

每个耳穴都各有其功能与主治，在选穴组方时还要根据穴位功能考虑选取穴位。如屏尖、耳尖穴都有退热之功，发热时常选取此二穴治疗。过敏区（风溪）有祛风止痒、抗过敏之功，故凡皮肤瘙痒症、荨麻疹等过敏疾患均取之。过敏性疾病是过敏原和抗体结合影响细胞的正常代谢，出现毛细血管扩张，通透性增高和平滑肌痉挛等表现。过敏区是过敏性疾病诊疗的特定点，而内分泌可增强内分泌腺体分泌各种激素，肾上腺可阻止细胞释放组胺，抑制毛细血管的渗出，抑制黏膜、皮肤的抗原抗体反应，抑制抗体形成，增强抗过敏作用。过敏区、肾上腺、内分泌、耳尖（放血）是抗过敏四大要穴。

在临证选穴时，要全面考虑，掌握穴位的共性和特性，辨证选穴，既要考虑穴位相配的协同作用，也要注意穴位及穴位相配的禁忌，同时也要注意多方验证疗效最佳穴位。要先选主穴，再适当配穴，做到明确诊断，正确辨证，合理取穴，才能收到良好的疗效。

第六章 **6** 耳穴操作

第一节　操作常规

一、物品准备

1.贴压物

最常用的是王不留行籽（图6-1-1），根据具体情况还可用其他植物种子，如莱菔子（图6-1-2）、决明子、白芥子（图6-1-3）、苏子、黄荆子、急性子等，也可选用药丸，如六神丸、牛黄消炎丸、喉症丸、气痛丸、人丹等。近几十年来经过临床实践，王不留行籽因符合耳穴面积正常范围、表面光滑、质硬不易滑脱等特点优于其他贴压物。

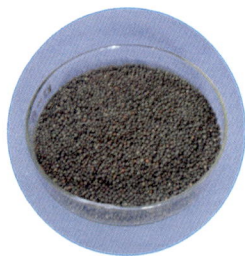

图 6-1-1　王不留行

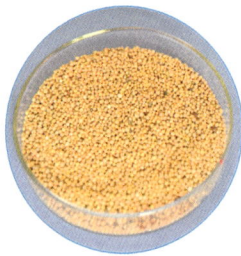

图 6-1-2　莱菔子

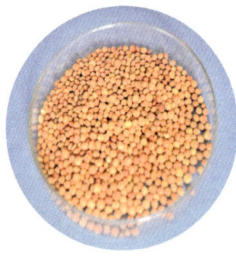

图 6-1-3　白芥子

2.放血针头

选用检测血糖用的一次性放血针头。若用三棱针放血，因其对耳廓皮肤组织破坏性太大，放血后耳穴常有疼痛感。

3.耳压板

选用0.5cm厚的有机玻璃板，加工成14cm×28cm的长方形耳压板，然后再划割成0.6cm×0.6cm的小方格。每一画线深度不小于1mm，以免划割胶布时刀片走出线外。于每个小方格的中央钻成0.8mm深、直径1.5mm之半球形小凹窝，将王不留行籽铺满各凹窝，再用与有机玻璃板同样大小的胶布，贴在有机玻璃板上面，铺平压紧，用刀片按画线分割开，即成为每个小方格胶布上有1粒王不留行籽的耳贴。治疗时，直接用镊子或蚊式钳夹取供使用。现各地医疗器械部门都出售现成的王不留行籽耳贴，一般不需自己制作。

二、操作方法

（一）操作前

1.耳穴探查定位

临床多以视诊、触摸、压痛法等探查定位。穴位探查选准以后，压成凹陷，以作记号，便于贴压时准确取穴。

视诊法

用肉眼或放大镜观察耳廓相应穴区或整个耳廓，注意有无变形（图6-1-4）（以结节或条索状隆起多见，亦可见点片状、串珠状）、变色（图6-1-5）（以点状或片状灰暗色、色素沉着、白色、红晕多见，还可见白色、黄色、灰白色小点伴周围红晕）、丘疹（图6-1-6）（多见白色点状丘疹，红色次之，也可见湿疹样片状小丘疹）、脱屑（图6-1-7）等阳性反应。

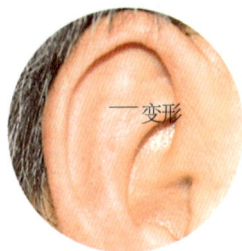

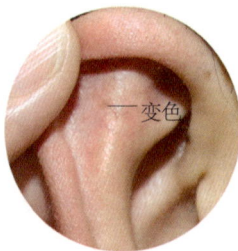

图 6-1-4　耳廓变形　　　图 6-1-5　耳廓变色　　　图 6-1-6　耳廓丘疹

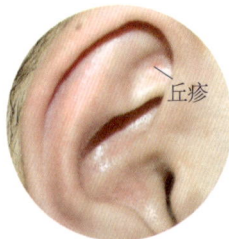

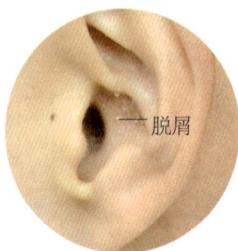

图 6-1-7　耳廓脱屑　　　　　图 6-1-8　耳廓充血

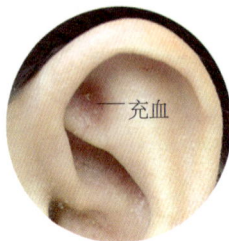

触摸法

是用食指或拇指指腹触摸耳穴，进而体察和鉴别耳穴有无不同于其他耳廓部位的隆起（多触及点状、片状及条索状隆起）、结节（多触及圆形结节）、凹陷（多触及点状、片状凹陷，亦触及线状凹陷），或沙粒样、软骨变硬等阳性反应。

压痛法

可以用探棒、特制的弹簧探针，也可用简便的工具，如火柴棒、大头针等，以均匀的压力在廓的穴区寻找压痛敏感点。常用压痛敏感程度分级标准：无疼痛反应为（－）；有疼痛反应为（＋）；疼痛伴眨眼、皱眉等轻微反应，但能忍受为（＋＋）；疼痛明显，伴躲闪为（+++）；疼痛难忍、拒按为（++++）。压痛点的出现与消失及疼痛的程度与疾病的发生和消失，减轻或加重都有一定的关系。因此，压痛点不仅可以作为探查定穴的标志，也可作为判断病情转归的参考依据。

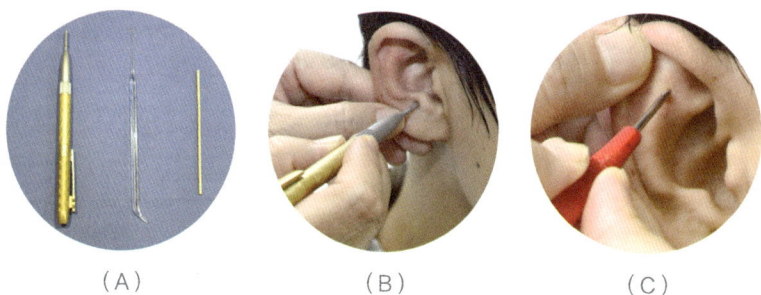

（A）　　　　　　　（B）　　　　　　　（C）

图 6-1-9　耳穴探查

2.消毒耳廓

用75%的酒精棉球消毒整个耳廓，包括耳屏、对耳屏内外侧、耳甲腔、耳甲艇、三角窝等。一般耳廓消毒1~2遍，以使贴压物易于敷贴、不易脱落，且易保持较长时间。

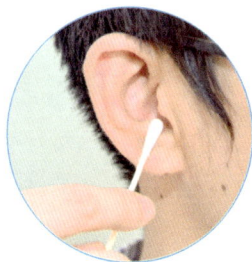

图 6-1-10　酒精消毒

（二）操作中

贴压方法　消毒完待皮肤干后，左手托住耳廓，右手持镊子或蚊式钳将预先准备好的贴籽胶布贴于已选好的穴位上，贴压牢固，按耳穴走行方向给予一定压力。要根据患者体质和疾病的虚实情况选择刺激程度，注意边贴压边问患者是否有酸、麻、胀、痛、热感觉，以确保取穴准确。

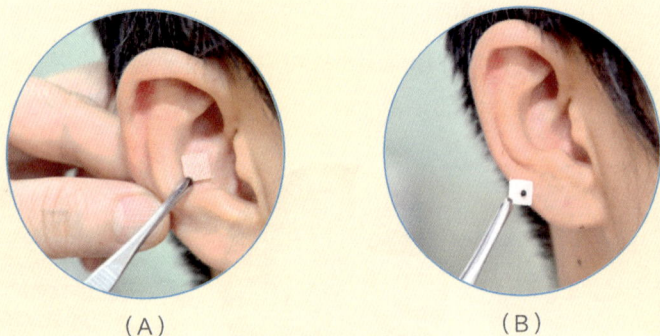

（A）　　　　　　　　　（B）

图6-1-11　耳穴压丸法

贴压方向

根据耳穴所在的耳廓解剖位置及耳穴分布规律特性选择按压部位方向。

放血疗法

医者佩戴一次性手套，一手拇、食、中3指在患者一侧耳廓上揉搓按摩，待其充血发红后，于耳穴周围皮肤用2.5%碘酒棉球消毒后用75%酒精棉球脱碘，待酒精干后，左手固定耳廓放血部位，右手用一次性采血针迅速点刺耳穴，并挤压耳穴周围耳廓至出血后用棉签擦拭。一般一侧耳穴可放血5~10滴，痛症、实证、热证可放血20~30滴，出血开始时多呈暗红色，经治疗后，可渐转成鲜红色。出血量会随治疗次数的增加而减少。放血结束，用消毒干棉签压迫针孔1分钟，再用碘伏棉签消毒耳穴处皮肤。每周治疗2次，严重者可隔日治疗1次，每周3次。实践证明放血具有镇静止痛、降压、消炎、化瘀消癥、退热、抗过敏、清脑明目、疏风清热解毒、利湿消肿排脓的作用。耳穴放血与耳穴贴压应在两耳上分别操作。

（三）操作后

耳穴贴压与耳毫针刺不同，医生给予耳穴贴压后，需患者每日自行按压多次，症状重者可随时按压。医生应将手法详细介绍给患者，使其细心体会掌握，方能收到较好的治疗效果。从临床实践看，不同的病证需用不同的按压刺激手法。一般来说，虚证、年老体弱者、儿童、孕妇常用较轻的按压刺激法，而不宜重压强刺激；年轻体壮、实证患者应以重压强刺激手法。常用的耳穴贴压刺激手法有如下几种。

揉按法

用手指腹轻轻将已贴压好的穴位压实，然后，指腹呈顺时针方向轻轻揉按穴位，以患者有酸胀感或微感刺痛为度，每穴每次按揉3~5分钟，每日3~5次。此法刺激较轻微，有补虚作用，适用于年老、孕妇、儿童、久病体弱及耳穴极敏感者。

点压法

以手指尖垂直于耳穴的角度，一压一松，间断按压已贴好的穴位，每次按压间隔约0.5秒，反复持续点压，使之产生轻度痛胀感。点压用力不宜过重，以胀而不剧痛，略感沉重刺痛为宜。每次每穴点压20~30下。一般每日点压3~5次。本法是一种弱刺激手法，适用于各种虚证、慢性病、各类功能性疾病。

直压法

用手指尖垂直于耳穴的角度按压已贴好的穴位，至患者产生胀痛感，持续按压20~30秒，或每穴每次按压10~20下。间隔数秒钟后重复按压，每穴2~3次，如此将所取耳穴按压完毕。每日需按压3~5次。本法是一种较强的刺激手法，适用于体质较壮及实证的患者。另外，有些耳甲腔、耳甲艇的耳穴难以用对压法，但又需要用强刺激手法时，多用直压法。

对压法

将拇、食二指指尖或指腹置于耳廓的正面和背面，相对压迫已贴于耳穴上的药籽等其他贴压物，至患者耳廓或穴贴处出现沉重、胀感为度。有的患者痛阈较高，此时，拇、食二指可边压迫边左右移动，一旦出现痛胀感则保持二手指原位置，持续捏压20~30秒钟，或每穴每次按压10~20下。也可在耳廓前面和背面相对贴压两个药籽（丸）等进行对压，其刺激量则更大。用对压法将所取耳穴逐一按压完毕。一般每日需按压3~5次。本法为重压强刺激手法，患者有较强烈的痛胀感。故适用于年轻体壮的实证患者，或急症及剧痛症患者。此法不仅能缓解内脏痉挛性疼痛，而且对躯体各类疼痛及急性炎症有较好的消炎镇痛作用。

（四）施术间隔时间

每贴压1次，可在耳穴上放置3~7天，初诊患者、痛症患者可放置3~4天后更换穴位；病情已好转或巩固疗效者，可在耳穴上放置5~7天更换一次，嘱患者每天自行按摩3~5次。一般病情严重者取双侧耳穴，每次取双侧耳穴者需休息1天继续下次治疗，两耳交替贴耳穴者需每2次后休息1天继续下次治疗。

第二节　耳穴贴压常见反应

耳廓是经络、神经汇集之所，是一个局部反映整体信息的中心，刺激耳穴时，常会出现全身和局部的各种不同反应，这些反应的产生常与患者之经络感传的敏感性、病情的严重性、机体的反应性有密切关系。常见反应如下。

一、耳部反应

刺激耳穴后大多数患者有刺痛感，少数有酸、麻、胀、凉、放射传导等感觉。耳穴按压数分钟后，一般耳廓局部或整体会出现充血，患者自觉局部发热，这属于耳穴"得气"反应，又称"气感"。一般在治疗中出现上述反应说明取穴比较准确，经治疗患者可得到较好的疗效。

二、患部反应

当刺激耳穴相应部位后，部分患部或相应脏腑自觉有热流运动样舒适之感，有的患部肌肉可出现不自主跳动。如治疗银屑病咽喉肿痛者，刺激咽、喉穴时咽部可出现凉、麻感；治疗胃肠疾患时，按压相关穴位后患者会感到胃肠蠕动活跃。耳穴治疗痛症效果较好，带状疱疹疼痛明显者，刺激耳穴患部疼痛会即刻缓解。

三、经络反应

耳穴刺激时，部分病例可呈现与体表十二经络相同的放射循行路线，沿着经络循行路线有酸、麻、蚁行感等，有的患者甚至可出现电击样反应。经络反应的出现一般与刺激强弱有关，强刺激更容易出现这种反应，凡出现经络感传反应的患者，治疗时会有较好的疗效。

四、全身反应

接受耳穴治疗的患者，均会出现抵抗力增强、精力旺盛的现象。因耳廓周围有丰富的淋巴组织，刺激某些耳穴可提高机体免疫功能。如发热患者，耳尖放血后体温下降而周身舒适。如湿疹、皮肤瘙痒症、接触性皮炎、神经性皮炎等，刺激耳穴后即刻感到一股凉飕飕的感觉，瘙痒得到控制。荨麻疹患者经耳穴治疗后可看到红斑颜色变淡，红斑中心肿胀消退。

五、"闪电"反应

刺激某一耳穴时，患部或内脏某一症状常像"闪电"一样迅速获得缓解，甚至消失。常见于头痛、牙痛、急性扭挫伤和内脏痉挛性疼痛等。

六、连锁反应

用耳穴按压治疗某一疾患时，在该病获得缓解和痊愈的过程中，往往其他疾病和症状也随之得到缓解和痊愈，形成一种"连锁反应"。如治疗神经性皮炎时，可使神经衰弱、心律紊乱等同时取得疗效，体现了耳穴的一穴多治特点。如肺主皮毛，治皮肤病常取肺穴，可使支气管哮喘同时得到治疗。"病机十九条"中说："诸湿肿满，皆属于脾。"治疗脾虚湿蕴型皮肤病时多取脾穴，可增强胃肠蠕动而治疗胃肠疾患。

七、延缓反应

延缓反应又称后效应，即耳压治疗时效果不显，而停止治疗后或疗程间歇期却见症状有好转或显著改善的趋向。疗效不好是因为某些患者经络瘀阻，病情较重或是刺激量不够，经多次治疗，经络疏通，脏腑功能改善，故症状也逐渐好转。所以这类患者需增加疗程或加强刺激量。

八、适应反应

部分患者在治疗过程中，往往开始效果较好，治疗一段时间后疗效则停滞不前了，此时说明已对刺激产生适应性，或称"耳穴疲劳"。休息几天，再继续治疗，疗效又见提高。因此，临床中耳穴贴压治疗往往分疗程，连续几个疗程治疗，疾病方可痊愈。

九、迟钝反应

少数患者在耳廓上找不到病理性敏感点，刺激耳穴亦无得气感，这类患者治疗效果差，不宜耳压治疗。此种反应多见于危重患者。

第三节　注意事项和意外处理

一、注意事项和禁忌

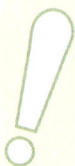

!

❶ 贴压耳穴应注意防水，洗头洗澡勿浸湿耳廓，以免使贴敷张力降低或胶布脱落。

❷ 夏天易出汗，贴压耳穴不宜过多，时间不宜过长，以防胶布潮湿或皮肤感染。

❸ 耳廓皮肤有炎症或冻伤者不宜贴敷。

❹ 对过度饥饿、疲劳、精神高度紧张、年老体弱、孕妇患者，手法应轻柔，刺激量不宜过大；对严重心脏病、高血压患者不宜进行强烈刺激；急性疼痛性病症宜重手法强刺激。

❺ 妇女怀孕期间也应慎用，尤其怀孕40天至3个月者，治疗时只能轻刺激，不宜用子宫、盆腔、内分泌、肾等耳穴，习惯性流产者也要慎用。

❻ 每次耳穴贴压不宜过多，最多不宜超过10个。

❼ 贴压后患者自行按摩时，以按压为主，手法宜从轻到重，切勿揉搓及过度重按以免皮肤破损造成局部感染。

❽ 放血禁忌证：体质虚弱、低血压、严重贫血、孕妇、习惯性流产者、传染病、血友病、血小板减少性紫癜等疾病禁忌放血，耳廓皮肤感染、溃疡不宜放血。

二、意外情况的处理及预防

疼痛

贴压处疼痛较甚时可将胶布稍放松一下，或将胶布取下或移动位置即可。在贴压耳穴过程中，边按压边问患者疼痛是否明显，痛阈低的患者刺激量要尽量轻柔。

眩晕

一般对耳穴敏感者刺激神门、枕等镇静穴位易出现眩晕，即刻让患者躺卧休息，贴压晕区以止晕治疗。对于过度饥饿、疲劳、精神高度紧张、年老体弱者治疗前应适当休息，手法应轻柔，刺激量不宜过大。

感染

局部出现皮肤破溃组织液渗出时，即刻取下贴压物，可耳尖放血，贴压肾上腺、过敏区、内分泌以消炎抗感染。贴压耳穴前后注意防止胶布潮湿，嘱咐患者勿过度按压。

对胶布过敏

立即取下胶布和贴压物，然后可耳尖放血，刺激肾上腺、过敏区以消炎抗过敏。贴压耳穴前可询问患者是否容易对胶布过敏，如对氧化锌胶布过敏者，可用粘合纸代之。

红肿

个别患者在耳穴贴压后，耳廓会出现一种弥漫性的无菌性红肿现象，亦属于一种较敏感的贴压反应，通常无需处理和停止治疗，休息几日即能自行消肿。如红肿经过几日不见消退可停止治疗，改用其他刺激方法。

　　耳穴按压疗法具有简单方便、副作用少、疗效可靠、经济实惠等优点，耳穴取效的关键在于以下方面：①耳廓穴位较小，务必准确找到穴位或敏感点。②每次按压，患者需感觉到局部酸、麻、胀、轻微疼痛等得气感效果较好。③小儿患者一般不配合穴位查找，不能准确叙述压痛点和敏感点，可按解剖位置取穴。④治疗前做好解释工作，告知患者如何正确按压耳穴并嘱咐患者坚持按压。

3

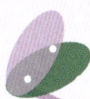

临床篇

第七章

7

变应性皮肤病

第一节　湿疮（湿疹）

一、定义

　　湿疮是一种常见的由于禀赋不耐，因内外因素作用而引起的过敏性炎症性皮肤病。其临床特点为皮损形态多样，对称分布，剧烈瘙痒，有渗出倾向，反复发作，易成慢性等。根据湿疮的不同发病部位及皮损特点，古代文献中又称之为"浸淫疮""血风疮""粟疮""旋耳疮""瘑疮""肾囊风""绣球风""脐疮""四弯风""乳头风"等。本病相当于西医的湿疹（图7-1-1）。

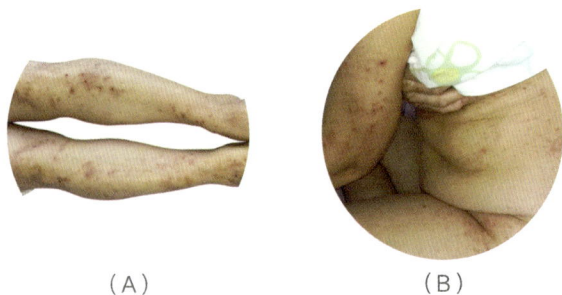

（A）　　　　　　　　（B）

图 7-1-1　湿疮

二、病因病机

湿疮病因复杂，可由多种内、外因素引起。常因禀赋不耐，饮食失节，或过食辛辣刺激荤腥动风之物，脾胃受损，失其健运，湿热内生，又兼外受风邪，内外两邪相搏，风湿热邪浸淫肌肤所致。其发生与心、肺、肝、脾四经关系密切。

三、诊断要点

急性湿疹

1 急性发病。

2 常对称分布。好发于面、耳、手、足、前臂、小腿等外露部位，严重时可延及全身。

3 皮损多形性，可在红斑基础上出现丘疹、丘疱疹及小水疱，集簇成片状，边缘不清。常因搔抓引起糜烂、渗出。如染毒，可有脓疱、脓液及脓痂，臀核肿大。

4 自觉剧痒及灼热感。

亚急性湿疹

1 急性湿疹经治疗，红肿及渗出减轻，进入亚急性阶段，或由慢性湿疹加重所致。

2 皮损以小丘疹、鳞屑和结痂为主，仅有少数丘疱疹和糜烂或有轻度浸润。

3 自觉瘙痒。

慢性湿疹

1 可由急性湿疹反复发作而致或开始即呈慢性。

2 好发于面部、耳后、肘、腘窝、小腿、外阴和肛门等部位，伴剧痒。

3 皮损较局限，肥厚浸润显著，境界清楚，多有色素沉着。

4 病程慢性，常有急性发作。

四、辨证治疗

湿热浸淫证

症状 发病急，病程短，皮损潮红灼热肿胀，丘疱疹密集，抓破脂水淋漓，瘙痒剧烈，伴心烦口渴身热，大便秘结，小便短赤；舌红苔黄腻，脉滑数或弦缓。

治则 清热利湿止痒。

取穴 耳尖放血、相应部位、肺、脾、肝、过敏区、肾上腺、内分泌（图7-1-2）。

患者取坐位，常规消毒，待皮肤干后采用王不留行籽贴压，每次取双侧耳穴或两耳交替，3~5日一换，4次为1个疗程。嘱咐患者感觉出现酸、麻、胀、疼、热等得气感后坚持用对压和直压法按压，较强刺激。

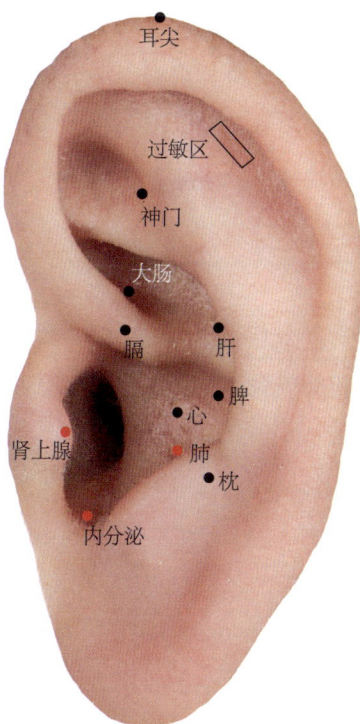

图 7-1-2　湿疹选穴（红色为主穴，黑色为配穴）

脾虚湿蕴证

发病较缓，皮损为淡红色斑片、丘疹或丘疱疹、鳞屑，抓后糜烂渗出，瘙痒，伴神疲纳呆，腹胀便溏，舌质淡胖边齿痕、苔白或腻，脉濡缓。

治则 健脾除湿止痒。

取穴 相应部位、肺、脾、过敏区、肾上腺、内分泌、大肠、膈（图7-1-2）。

耳穴治疗 患者取坐位，常规消毒，待皮肤干后采用王不留行籽贴压，每次取双侧耳穴或两耳交替，3~5日一换，4~6次为1个疗程。嘱咐患者感觉出现酸、麻、胀、疼、热等得气感后坚持用对压和直压法按压，较强刺激。

血虚风燥证

症状 病程日久，反复发作，皮损色暗红，肥厚粗糙，角化皲裂，脱屑，瘙痒夜间较重，舌淡苔白，脉沉细或弦细。

治则 养血祛风止痒。

取穴 相应部位、肺、心、过敏区、肾上腺、内分泌、神门、膈、枕（图7-1-2）。

耳穴治疗 患者取坐位，常规消毒，待干后采用王不留行籽贴压，每次取双侧耳穴或两耳交替，3~5日一换，4~6次为1个疗程。嘱咐患者感觉出现酸、麻、胀、疼、热等得气感后坚持用对压和直压法按压，较强刺激。

五、取穴依据

依湿疹具体部位取穴，如肛门湿疹取肛门、直肠，阴囊湿疹取外生殖器等，因为肺主皮毛，有温煦润泽皮肤的作用，为治疗皮肤病的要穴，以宣发卫气、祛风止痒；大肠穴与肺相表里，湿疹属风热风燥，清大肠湿热以解毒止痒；过敏区、肾上腺、内分泌、耳尖穴为三抗穴，均抗过敏，可抑制毛细血管渗出，抑制皮肤、黏膜的抗体反应，抑制组胺形成，具有祛风止痒、清热解毒之功；神门为治神的要穴，其具有解毒、消炎、镇静、止痒之功，故可起到镇静安眠、止痒的作用；心穴能宁心安神止痒；湿疹与脾湿、肝郁有关，脾喜燥恶湿、肝喜调达，二穴合用可起到运化水谷精微、调和营卫、健脾益气、扶正升清、疏肝理气，达到增强机体抵抗力作用。膈为止痒要穴，配合枕加强镇静止痒作用，诸穴配合，标本兼治，从而起到疏通经络、清热利湿养血的作用。通过耳穴疗法，众耳穴协同作用，使痒觉由末梢神经传导到大脑皮质的相应部位，从而抑制体内肥大细胞释放组胺，达到止痒的目的。

六、按语

神门镇静止痒效果较好，对于脾虚等胃肠蠕动慢的患者暂不用此穴；肾上腺抗过敏止痒效果较好，可抑制毛细血管的渗出，抑制皮肤的抗原抗体作用，抑制嗜酸细胞的转化，抑制组胺的释放等等，但其分泌的皮质激素有可能会升高血压，对于高血压患者暂不用此穴，对于年老体弱者可采用揉按法或点压法按压。

七、其他外治疗法

以红斑丘疹为主者，用清热利湿中药外洗；渗出明显者，以清热收敛止痒为原则用中药煎汤湿敷；结痂较厚时可外用黄连膏等。

中医外治法治疗湿疹还有针刺、穴位埋线、穴位放血、穴位注射、局部火针、拔罐等治疗方法，治疗疾病时可选不同治疗方法互相配合灵活运用以取得良好的疗效。中医外治法适用于哺乳期患者或肝肾功能有缺陷的患者以及没有办法内服中药的情况均可用外治法来治疗。

第二节　瘾疹（荨麻疹）

一、定义

瘾疹是因皮肤上出现鲜红色或苍白色风团，时隐时现，故名。本病以瘙痒性风团，突然发生，迅速消退，不留任何痕迹为特征。常分为急性、慢性两类。急性者，骤发速愈；慢性者，反复发作达数月或更久。古代文献称之为瘾疹。相当于西医的荨麻疹（图7-2-1）。

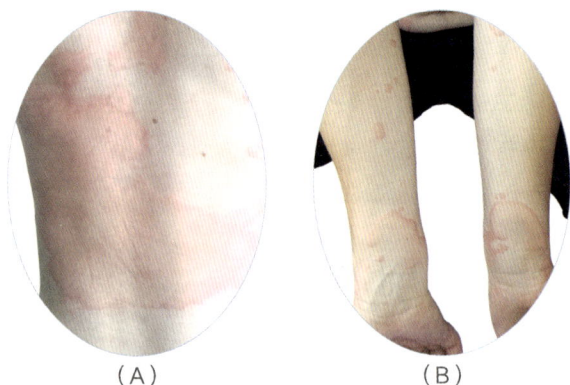

（A）　　　　　　　　（B）

图 7-2-1　瘾疹

二、病因病机

本病总因禀赋不耐，人对某些物质过敏所致。可因气血虚弱，卫气失固；或因饮食不慎，多吃鱼腥海味、辛辣刺激食物，或因药物、生物制品、慢性感染病灶、昆虫叮咬、肠道寄生虫，或因七情内伤、外受虚邪贼风侵袭等多种因素所诱发。

三、诊断要点

1 突然出现风团，大小不等，形态各异，境界清楚。

2 发无定处、定时，时隐时现，消退后不留痕迹。

3 剧烈瘙痒，或有烧伤、刺痛感。

4 部分病例可有腹痛腹泻，或气促胸闷，呼吸困难，甚则引起窒息。

5 皮肤划痕试验阳性。

四、辨证治疗

风热证

症状 起病急，风团色红，自觉灼热瘙痒，遇热加重，遇冷减轻。多伴有心烦、口渴、咽部肿痛等。舌质红、苔薄黄，脉浮数。

治则 疏风清热止痒。

取穴 耳尖放血，肺、过敏区、肾上腺、内分泌、神门、膈、枕（图7-2-2）。

耳穴治疗 患者取坐位，常规消毒，待皮肤干后采用王不留行籽贴压，每次取双侧耳穴或两耳交替，3日一换，2~4次为1个疗程。嘱咐患者感觉出现酸、麻、胀、疼、热等得气感后坚持用对压和直压法按压，较强刺激。

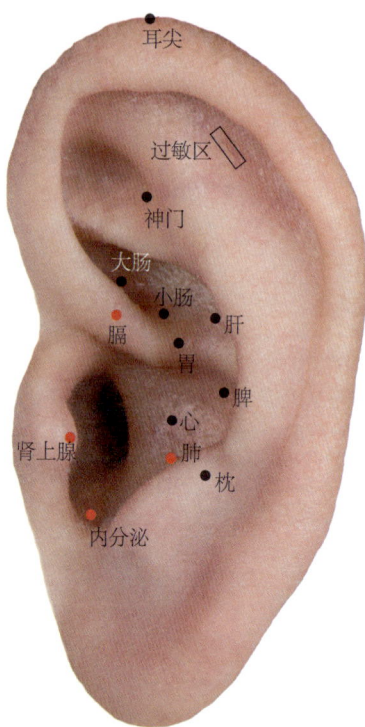

图 7-2-2　荨麻疹选穴（红色为主穴，黑色为配穴）

风寒证

症状 风团色白或淡，遇冷加剧，得热则轻，自觉瘙痒。可伴有畏寒恶风，口不渴。舌淡红、苔薄白或腻，脉浮紧。

治则 疏风散寒止痒。

取穴 耳尖、肺、过敏区、内分泌、肾上腺、膈、枕（图7-2-2）。

耳穴治疗 患者取坐位，常规消毒，待皮肤干后采用王不留行籽贴压，每次取双侧耳穴或两耳交替，3~5日一换，2~4次为1个疗程。嘱咐患者感觉出现酸、麻、胀、疼、热等得气感后坚持用对压和直压法按压，较强刺激。

气血两虚证

症状 风团色淡红，反复发作，日久不愈，劳累后复发加重。自觉瘙痒，伴有神疲乏力、心悸气短、失眠多梦等。舌淡、苔薄，脉濡细。

治则 养血祛风止痒。

取穴 肺、过敏区、内分泌、肾上腺、神门、膈、枕、肝、心（图7-2-2）。

耳穴治疗 患者取坐位，常规消毒，待干后采用王不留行籽贴压，每次取双侧耳穴或两耳交替，3~5日一换，4~6次为1个疗程。嘱咐患者感觉出现酸、麻、胀、疼、热等得气感后坚持用对压和直压法按压，中等刺激。

胃肠湿热证

症状 风团色红，痒剧，伴有恶心、呕吐、脘腹疼痛、腹胀、腹泻或大便燥结、神疲纳呆。舌质红、苔黄腻，脉滑数。

治则 健脾疏风止痒。

取穴 肺、过敏区、肾上腺、内分泌、脾、胃、膈、大肠、小肠（图7-2-2）。

耳穴治疗 患者取坐位，常规消毒，待干后采用王不留行籽贴压，每次取双侧耳穴或两耳交替，3~5日一换，4~6次为1个疗程。嘱咐患者感觉出现酸、麻、胀、疼、热等得气感后坚持用对压和直压法按压，较强刺激。

五、取穴依据

肺主皮毛，取肺以宣发肺卫之气，疏风解表；风溪有抗过敏、祛风止痒之效；取内分泌以改善体内激素水平及其影响；取肾上腺以增加体内肾上腺皮质激素的含量，抑制组织胺释放，抑制皮肤抗原抗体反应，抑制毛细血管渗出等，以增强抗过敏之效；神门以镇静止痒，也可加交感调节自主神经；肝、心穴祛风凉血、安神止痒；膈为止痒要穴，配合枕加强镇静止痒作用，诸穴同用，共奏祛风活血、镇静止痒之功效。胃肠受累者，可配用脾、胃、大肠、小肠以调整胃肠功能；症状严重者加耳尖放血以泄热解毒。

六、按语

高血压患者尽量不取肾上腺，脾虚严重者尽量不取神门，对于年老体弱者可采用揉按法或点压法按压。

七、其他外治疗法

慢性荨麻疹易反复发作，治疗上一般是辨证治疗配合神阙穴拔罐、针刺、灸法、刺络放血、穴位注射、自血疗法、穴位埋线、中药外洗或熏蒸等综合外治疗法，可提高疗效、缩短病程。耳穴疗法治疗该病效果较好，无创易被患者接受。

第八章 8 神经精神功能障碍性皮肤病

第一节 风瘙痒（皮肤瘙痒症）

一、定义

风瘙痒是一种无原发性皮肤损害，仅以皮肤瘙痒为临床表现的皮肤病。临床上一般分为局限性和泛发性两种，局限性以阴部、肛门周围多见，泛发性可泛发全身。中医学又称之为"痒风""血风疮"等。本病相当于西医的皮肤瘙痒症。

二、病因病机

本病可由多种内外因素所致。凡禀赋不耐，素体血热，外感风邪侵袭；久病体虚，气血不足，血虚生风；饮食及情志失调；皮毛、羽绒等衣物接触、摩擦等原因均可导致本病的发生。

三、诊断要点

1 无原发性皮肤损害。

2 全身性或局限性阵发性剧烈瘙痒，夜间尤甚。

3 患处可出现继发性皮肤损害，如抓痕、血痂、色素沉着以及皮肤肥厚粗糙甚至苔藓样变等。

4 慢性病程，部分患者与季节气候变化、精神紧张、饮食刺激、衣物摩擦等关系明显。

5 长期顽固性瘙痒患者，应做进一步全身检查，注意排除肿瘤、糖尿病等疾病。

四、辨证治疗

风热血热证

症状 皮肤瘙痒剧烈，遇热或饮酒后加重，皮肤抓破后有血痂。伴心烦，口渴，便干，溲赤；舌质红、舌苔薄黄，脉弦数。

治则 祛风止痒。

取穴 耳尖放血，相应部位、肺、过敏区、内分泌、肾上腺、神门、膈、枕（图8-1-1）。

患者取坐位，常规消毒，待皮肤干后采用王不留行籽贴压，每次取一侧耳穴，3~5日一换，两耳交替，4次为1个疗程。嘱咐患者感觉出现酸、麻、胀、疼、热等得气感后坚持用对压和直压法按压，中等刺激。

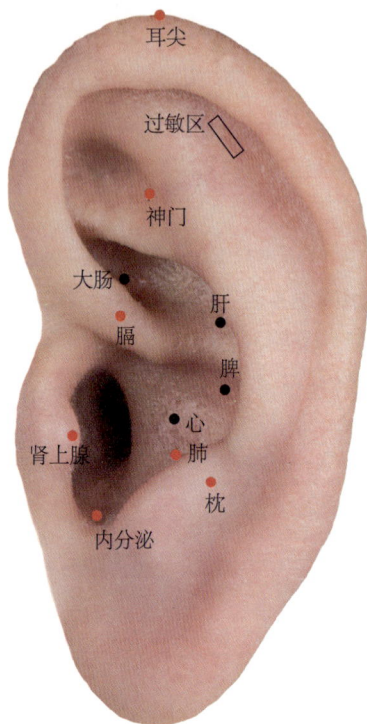

图 8-1-1　皮肤瘙痒症选穴（红色为主穴，黑色为配穴）

湿热内蕴证

瘙痒不止，抓破后滋水淋漓，继发感染或湿疹样变，或外阴肛周皮肤潮湿瘙痒，伴口苦口干，纳呆，胸胁胀满；舌红苔黄腻，脉滑数或弦数。

| 治则 | 清热祛湿止痒。 |

| 取穴 | 耳尖放血，相应部位、肺、过敏区、内分泌、肾上腺、神门、膈、枕、大肠、脾（图8-1-1）。 |

| 耳穴治疗 | 患者取坐位，常规消毒，待皮肤干后采用王不留行籽贴压，每次取一侧耳穴，3~5日一换，两耳交替，4~6次为1个疗程。嘱咐患者感觉出现酸、麻、胀、疼、热等得气感后坚持用对压和直压法按压，中等刺激。 |

血虚肝旺证

| 症状 | 病程日久，以老年患者多见，皮肤干燥瘙痒脱屑，抓破后血痕累累，多伴头晕眼花，失眠多梦，一般情绪波动或洗浴后加重；舌质红、舌苔薄，脉细数或弦数。 |

| 治则 | 平肝祛风止痒。 |

| 取穴 | 耳尖、相应部位、肺、过敏区、肾上腺、内分泌、神门、膈、枕、肝、心（图8-1-1）。 |

| 耳穴治疗 | 患者取坐位，常规消毒，待干后采用王不留行籽贴压，每次取一侧耳穴，3~5日一换，两耳交替，4~6次为1个疗程。嘱咐患者感觉出现酸、麻、胀、疼、热等得气感后坚持用对压和直压法按压，中等刺激。 |

五、取穴依据

本病以风邪袭表或阴亏血虚为病机变化，治标当以祛风活血通络，治本当调补脏腑。方中取相应部位以疏通局部气血，祛风活血、通络止痒；肺主皮毛与大肠相表里，取肺、大肠以宣肺疏风止痒；风溪、内分泌以祛风止痒、抗过敏；耳尖清热止痒；取肾上腺可抑制组织胺释放，抑制皮肤抗原抗体反应，以增强抗过敏之效；神门、枕、心以镇静止痒；膈为止痒要穴。老年血虚瘙痒者加心、肝、脾以益心养血加强止痒；黄疸引起瘙痒者加肝、胆以疏肝利胆；糖尿病性瘙痒者加胰胆，以促进胰腺分泌，有利于糖尿病的改善。

六、按语

耳穴贴压方法治疗皮肤瘙痒症可获得满意疗效；瘙痒是一种临床症状，多种原因均可引起。治疗前应明确病因，可针对病因进行治疗；耳穴治疗皮肤瘙痒症见效快，但停止治疗易反复，因此需连续治疗几个疗程，以巩固疗效；治疗期间，应嘱患者不饮酒、不食刺激性和海鲜食品，并且保持乐观情绪。高血压患者尽量不取肾上腺，胃炎等胃肠蠕动慢者尽量不取神门，对于年老体弱者可采用揉按法或点压法按压。

七、其他外治疗法

中药外洗/熏蒸/外涂、各类针法、穴位埋线、脐疗、灸法、拔罐、温泉疗法等各种外治法治疗该病有着较好的优势和疗效。病生于内而形于外，外治之理即内治之理，外用中药通过透皮吸收进入血液循环，可迅速产生药理效应，运用针、灸等手段通过经络调节机体各系统。耳穴疗法治疗瘙痒症有着较好的疗效，与其他外治法都有易推广、适应证广、禁忌证少等优势。

第二节　牛皮癣（神经性皮炎）

一、定义

牛皮癣是一种患部皮肤状如牛项之皮，肥厚而且坚硬的慢性瘙痒性皮肤病。在中医古代文献中，因其好发于颈项部，称之为"摄领疮"；因其缠绵顽固，亦称为"顽癣"。本病相当于西医的神经性皮炎（图8-2-1）。

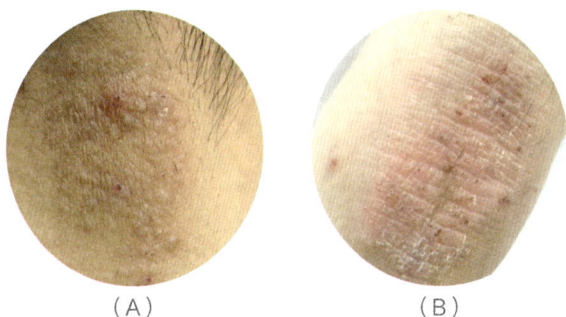

（A）　　　　　　　　　　（B）

图 8-2-1　牛皮癣

（李铁男团队供图）

二、病因病机

本病初起为风湿热邪阻滞肌肤，以致营血失和，经气失疏，日久血虚风燥，肌肤失养，以致本病发生。另外，情志郁闷，衣领拂着，搔抓，嗜食辛辣、醇酒、鱼腥发物等皆可诱发或使本病病情加重。

三、诊断要点

1 限局性好发于项部及骶尾部、四弯，而播散性分布较广泛，以头面、四肢、腰部为多见。

2 局部皮肤先有痒感，因搔抓局部出现发亮的扁平丘疹，并迅速融合发展为苔藓样变。

3 病变处通常无色素沉着，多对称分布、剧痒。

4 本病常呈慢性反复发作。

四、辨证治疗

肝郁化火证

症状 病程短，皮疹色红，瘙痒，伴心烦易怒，失眠多梦，头晕目眩，口苦咽干；舌尖红，脉弦数。

治则 清肝泻火止痒。

取穴 耳尖放血、相应部位点刺放血，肺、肝、神门、枕、神经系统皮质下①、交感、身心穴（图8-2-2）。

耳穴治疗 患者取坐位，常规消毒，待干后采用王不留行籽贴压，每次取双侧耳穴，3~5日一换，4次为1个疗程。嘱咐患者感觉出现酸、麻、胀、疼、热等得气感后坚持用对压和直压法按压，强刺激以发热、发红、微痛为度。

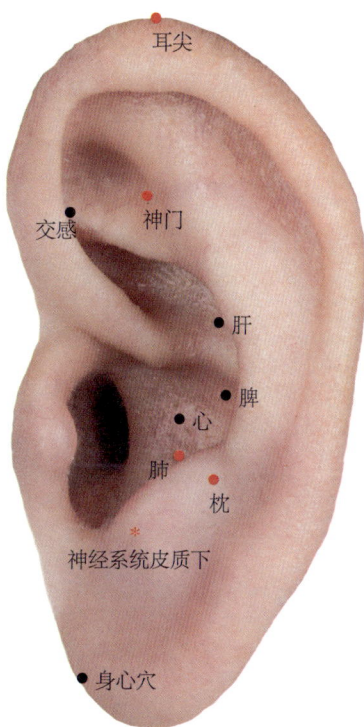

图 8-2-2　神经性皮炎选穴（红色为主穴，黑色为配穴）

---

① 神经系统皮质下：此穴在耳穴图中以"*"标示。"*"代表穴位在耳朵内侧面，下同。

风湿蕴肤证

症状 多为皮色或淡褐色苔藓化斑片，阵发剧痒；舌淡红苔白，脉濡缓。

治则 祛风除湿止痒。

取穴 耳尖、相应部位、肺、脾、神门、枕、神经系统皮质下（图8-2-2）。

耳穴治疗 患者取坐位，常规消毒，待干后采用王不留行籽贴压，每次取双侧耳穴，3~5日一换，4~6次为1个疗程。嘱咐患者感觉出现酸、麻、胀、疼、热等得气感后坚持用对压和直压法按压，强刺激。

血虚风燥证

症状 病程长，皮损肥厚粗糙，瘙痒夜间尤甚，病程较长；可伴有头晕、心悸怔忡、气短乏力等；舌质淡、苔薄白，脉细。

治则 养血祛风止痒。

取穴 耳尖、相应部位、肺、肝、心、神门、枕、神经系统皮质下（图8-2-2）。

耳穴治疗 患者取坐位，常规消毒，待干后采用王不留行籽贴压，每次取双侧耳穴，3~5日一换，4~6次为1个疗程。嘱咐患者感觉出现酸、麻、胀、疼、热等得气感后坚持用对压和直压法按压，强刺激。

五、取穴依据

取相应部位以疏通患部的经脉气血，活血通络；取肺穴以宣肺祛风清热；取神经系统皮质下以调节大脑皮层的兴奋与抑制功能，可配合交感调节自主神经功能，使精神状态稳定，再合以内分泌、神门以消炎祛风、养血活血、镇静止痒。痒甚加耳尖穴，点刺放血以抗过敏、祛风、清热、凉血、止痒；心火热甚者加心穴，以泻心火；风热甚加大肠，大肠与肺相表里，以增强肺穴的宣肺祛风清热之功；取肝穴及身心穴，以疏肝泻火、解郁安神；配合枕以加强镇静止痒作用。诸穴配用，共达祛风、清热、凉血、活血、养血润燥、镇静止痒之功效。

六、按语

神经性皮炎主要症状是奇痒难忍，采用耳压治疗，可以起到一定的止痒效果，剧痒者可随时按压。经过对穴位的强刺激，可改善症状，促使皮损的好转，严重者宜配合耳尖放血疗法，以达泄热、凉血、止痒的作用，加肾上腺、过敏区、内分泌等抗过敏组穴加强止痒；痒甚影响睡眠者，可加神经衰弱区。神门镇静止痒效果较好，对于脾虚脾湿患者暂不用此穴以免引起腹胀等症状，对于年老体弱者可采用揉按法或点压法按压。

七、其他外治疗法

本病易反复发作，中医称此病为"顽癣"，多采用梅花针、体针、火针、三棱针、艾灸、拔罐、中药封包/外涂等综合外治疗法，针药并用疗法具有痊愈率高的优势，且操作简便，安全经济，毒副作用小。

第九章 皮肤附属器性皮肤病

第一节　粉刺（寻常痤疮）

一、定义

粉刺是一种颜面、胸背等处毛囊、皮脂腺的慢性炎症性皮肤病。其特征为散在颜面、胸、背等处的针头或米粒大小皮疹，如刺，可挤出白色粉渣样物，故称粉刺。古代文献又称之为"皶""痤""面疱""皶疱""肺风粉刺""酒刺"等，俗称"暗疮""青春痘"。本病相当于西医的痤疮（图9-1-1）。

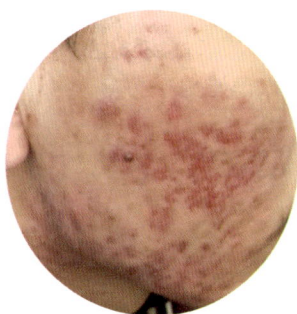

图 9-1-1　粉刺

二、病因病机

本病多因素体阳热偏盛，肺经蕴热，复感风邪，熏蒸面部而发；或过食辛辣肥甘厚味，助湿化热，湿热蕴结，上蒸颜面而致；或因脾气不足，运化失常，湿浊内停，郁久化热，热灼津液，煎炼成痰，湿热浊痰瘀滞肌肤而发。

三、诊断要点

1 初起多为细小皮色丘疹，白头或黑头粉刺，接着出现脓疱，严重可有结节、囊肿。反复发作或挑刺后，留下凹凸不平的疤痕及色素沉着。

2 一般无明显全身症状，可有轻微瘙痒或疼痛。

3 常见于青年男女。

4 多发于颜面、上胸、背部等皮脂腺丰富的部位。

四、辨证治疗

肺胃蕴热证

症状 丘疹色红，或有痒痛，或有脓疱，伴口渴喜饮，大便秘结，小便短赤；舌红、苔薄黄，脉浮数。

治则 清解肺胃毒热。

取穴 耳尖放血、相应部位点刺放血，内分泌、肺、胃、心、肾上腺、面颊（图9-1-2）。

患者取坐位，常规消毒，待干后采用王不留行籽贴压，每次取一侧耳穴，3~5日一换，两耳交替，5~10次为1个疗程。嘱咐患者感觉出现酸、麻、胀、疼、热等得气感后坚持用对压和直压法按压，中等刺激。

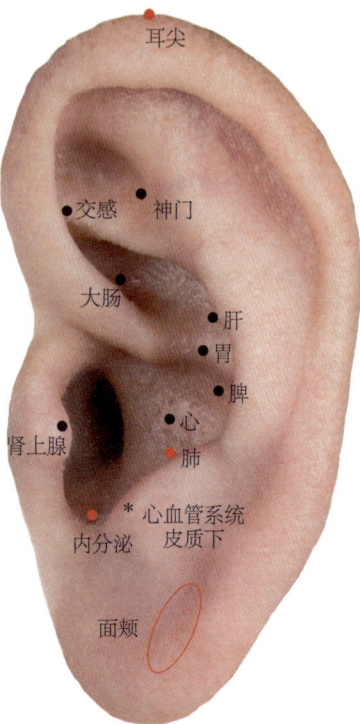

图 9-1-2　痤疮选穴（红色为主穴，黑色为配穴）

肠胃湿热证

症状 皮疹红肿疼痛，或有脓疱，面部及胸背部皮肤油腻，口臭，便秘，尿黄；舌红、苔黄腻，脉滑数。

治则 清热除湿解毒。

取穴 耳尖、相应部位、内分泌、肺、脾、大肠、胃、交感、面颊（图9-1-2）。

耳穴治疗 患者取坐位，常规消毒，待干后采用王不留行籽贴压，每次取一侧耳穴，3~5日一换，两耳交替，10次为1个疗程。嘱咐患者感觉出现酸、麻、胀、疼、热等得气感后坚持用对压和直压法按压，中等刺激。

肝郁血瘀证

症状 皮损为暗红丘疹或结节、小脓疱、黑头粉刺等，多发于面部两侧及下颌部，伴口苦咽干、心烦易怒等，女子月经色暗痛经，经前皮疹加重；舌暗红有瘀点，脉弦涩。

治则 疏肝活血解毒。

取穴 耳尖、相应部位、内分泌、肺、心、肝、面颊、心血管系统皮质下（图9-1-2）。

耳穴治疗 患者取坐位，常规消毒，待皮肤干后采用王不留行籽贴压，每次取一侧耳穴，3~5日一换，两耳交替，10次为1个疗程。嘱咐患者感觉出现酸、麻、胀、疼、热等得气感后坚持用对压和直压法按压，中等刺激。

痰瘀互结证

症状 皮疹为暗红色丘疹、脓疱、囊肿、结节、脓肿、瘢痕，病程较长，经久难愈，可伴胸闷腹胀；舌暗红、苔白或黄腻，脉弦滑。

治则 除湿活血解毒。

取穴 耳尖、相应部位、内分泌、肺、脾、肝、心血管系统皮质下、面颊、神门（图9-1-2）。

耳穴治疗 患者取坐位，常规消毒，待皮肤干后，采用王不留行籽贴压，每次取一侧耳穴，3~5日一换，两耳交替，10次为1个疗程。嘱咐患者感觉出现酸、麻、胀、疼、热等得气感后坚持用对压和直压法按压，中等刺激。

五、取穴依据

《医宗金鉴》云："此证由肺经血热而成，每发生于面鼻，起碎疙瘩，形如黍屑，色赤肿痛，破出白粉汁。"因此治疗时常选肺穴；足阳明胃经多气多血，循行于颜面，故取胃穴促进面部气血运行；面部出油多者取交感抑制腺体分泌、消除皮脂瘀积；又"诸痛痒疮皆属于心"，故取心穴；取相应部位（额、口、颞、下颌等）耳穴及皮质下以疏通局部皮肤气血，达到祛瘀活血之目的，脓疱型可加心、肾上腺清热解毒，配用耳尖泻火解毒，取肝穴以祛风凉血解毒，取内分泌、脾穴，可调节内分泌及皮脂代谢功能，以通调全身气血，祛瘀散结，促进痤疮的消退。伴痒感甚者加神门以镇静止痒消炎。严重者可选耳尖或面颊穴点刺放血以清热、解毒、泻火、止痒止痛。冲任不调者可选肝、肾疏肝活血，补肾益精。内分泌失调患者取丘脑、脑垂体、肾上腺、内分泌可调节内分泌系统，保持激素水平的相对平衡，以维持体内环境理化因素的相对稳定。

六、按语

用耳穴贴压疗法治疗本病具有较好的疗效，尤以痤疮初起时治疗效果较佳。重度痤疮治疗时间较长，一般需1~3个月左右，也可配合其他疗法治疗，并忌食辛辣、油腻肥甘之品，对于体弱者可采用揉按法或点压法按压。

七、其他外治疗法

中药外治痤疮一般采用外涂、湿敷、熏蒸、面膜、倒膜、喷雾等方法，使所用之药直接作用于患处，通过腠理吸收，孔窍经络传导使之内入脏腑而作用于全身，皮肤排泄通达，气血流畅，起到调节皮脂腺分泌，控制局部炎症的作用。通过针灸、挑刺、刺血、穴位埋线、火针、刮痧、刺络拔罐治疗可以调理气血，疏通经络，副作用小，有一定的疗效。耳穴疗法治疗痤疮效果较好。

第二节　白屑风、面游风（脂溢性皮炎）

一、定义

面游风是一种因皮脂分泌过多而引起皮肤上出现红斑、上覆鳞屑的慢性炎症性皮肤病。因其多发于面部，表现为皮肤瘙痒、脱屑，故称之为面游风。古代文献又称之为"白屑风""钮扣风""眉风

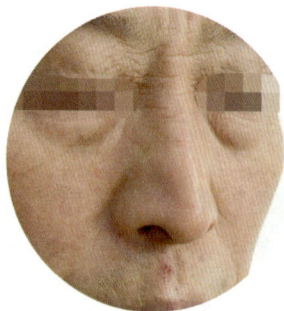

癣"等。本病相当于西医的脂溢性皮炎（图9-2-1）。

图 9-2-1　面游风

（李铁男团队供图）

二、病因病机

本病多因风热之邪外袭，郁久耗伤阴血，阴伤血燥，或平素血燥之体，复感风热之邪，血虚生风，风热燥邪蕴阻肌肤，肌肤失于濡养而致；或由于恣食肥甘油腻、辛辣之品，以致脾胃运化失常，化湿生热，湿热蕴阻肌肤而成。

三、诊断要点

1　多见于成人，婴幼儿也时有发生，男性多于女性，有皮脂溢出体质，在皮脂过度溢出基础上发生。

2　好发于头皮、颜面、躯干等皮脂腺分布较丰富的部位。其中颜面部好发于眉间眉弓、鼻唇沟、胡须部；躯干部好发于前胸、颈后及上背部、腋窝、脐窝、腹股沟等位置。少数重症患者可泛发全身。

3 皮损边界清楚，形态大小不一，初起为毛囊周围红色小丘疹，继而融合大小不等的暗红或黄红色斑片，覆以油腻性鳞屑或痂皮，可出现渗出、结痂和糜烂并呈湿疹样表现。

4 头皮等处损害严重时可伴有毛发脱落，面部可与痤疮并发，皱褶处皮损常出现类似湿疹样改变。

5 患者自觉不同程度瘙痒。

6 病程慢性，反复发作，时轻时重。

四、辨证治疗

风热血燥证

症状 淡红色斑片，皮肤干燥，糠秕状鳞屑，自觉瘙痒，遇风加重，或见头发干枯脱落；舌质红、苔薄黄或薄白，脉弦滑。

治则 清热祛风养血。

取穴 相应部位放血，肝、肺、交感、消化系统皮质下、胰、小肠（图9-2-2）。

耳穴治疗 患者取坐位，常规消毒，待皮肤干后采用王不留行籽贴压，每次取一侧耳穴，3~5日一换，两耳交替，5次为1个疗程。嘱咐患者感觉出现酸、麻、胀、疼、热等得气感后坚持用对压和直压法按压，中等刺激。

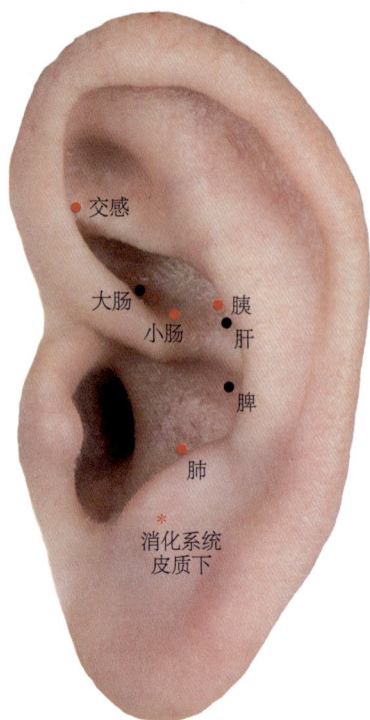

图 9-2-2 脂溢性皮炎选穴（红色为主穴，黑色为配穴）

肠胃湿热证

症状 潮红斑片，点状糜烂渗液，油腻性鳞屑，结痂；伴口黏，腹胀脘痞，便干溲赤；舌红、苔黄腻，脉滑数。

治则 清热健脾除湿。

取穴 相应部位、脾、肺、交感、消化系统皮质下、胰、大肠、小肠（图9-2-2）。

患者取坐位，常规消毒，待皮肤干后用王不留行籽贴压每次取一侧耳穴，3~5日一换，两耳交替，5次为1个疗程。嘱咐患者感觉出现酸、麻、胀、疼、热等得气感后坚持用对压和直压法按压，中等刺激。

五、取穴依据

相应部位放血及皮质下可调节病变部位的皮脂代谢，改善局部血管通透性，减少炎性渗出；交感抑制腺体的分泌；肝、胰可调节胆固醇、脂肪酸的代谢，可抑制体内脂肪的分解，使血中游离脂肪酸减少；小肠能促进类脂物质分解和吸收，可消化吸收脂肪；脾可通过健脾祛湿调节皮脂代谢功能；取肺与大肠以宣肺泻热止痒。

六、按语

耳穴贴压治疗脂溢性皮炎效果较好，对于年老体弱者可采用揉按法或点压法按压。

七、其他外治疗法

可用清热燥湿、解毒杀虫、祛风止痒的中药湿敷或外洗。

第三节　酒渣鼻（玫瑰痤疮）

一、定义

玫瑰痤疮是一种好发于面中部的慢性炎症性皮肤病。本病临床表现较为复杂，主要表现为面部阵发性潮红、持久性红斑、丘疹、脓疱、毛细血管扩张等，少部分出现赘生物（常见于鼻部），偶尔累及面部以外的皮肤。玫瑰痤疮曾被称之为酒渣鼻，但由于流行病学显示本病的发生与酗酒的关系不大，同时大多数患者也不出现鼻赘，所以本病虽归属于中医学"酒渣鼻"的范畴，但不等同，其应属于一种综合征（图9-3-1）。

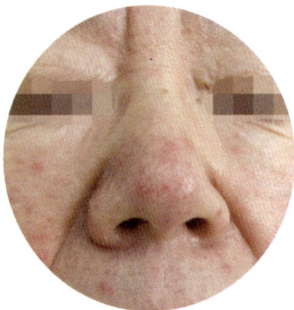

图9-3-1　酒渣鼻
（李铁男团队供图）

二、病因病机

本病多由肺胃积热上蒸，复遇风寒外袭，血瘀凝结而成；或因气滞血瘀，病久邪热稽留，气血运行受阻，以致气滞血瘀，郁结肌肤而成。

三、诊断要点

1 皮损以累及面中央为主，阵发性潮红；或持久性红斑，温度变化、情绪波动及紫外线照射后上述症状明显加重。

2 面颊或口周或鼻部毛细血管扩张。

3 以鼻背为中心的丘疹或丘脓疱疹。

4 以鼻背为主的增生肥大，纤维化改变。

5 亦可出现眼部症状，如睑缘炎、角膜炎等。

6 自觉灼热、刺痛、干燥或瘙痒等。

四、辨证治疗

肺胃热盛证

症状 口鼻周围皮肤起轻度红斑且有淡红色丘疹或伴有少数脓疱，自觉瘙痒。舌质红、苔薄黄，脉滑数。

治则 清泄肺胃积热。

取穴 耳尖放血、外鼻区及相应部位放血，肺、脾、胃、内分泌、肾上腺、面颊（图9-3-2）。

患者取坐位，常规消毒，待皮肤干后采用王不留行籽贴压，每次取一侧耳穴，3~5日一换，两耳交替，10次为1个疗程。嘱咐患者感觉出现酸、麻、胀、疼、热等得气感后坚持用对压和直压法按压，中等刺激。

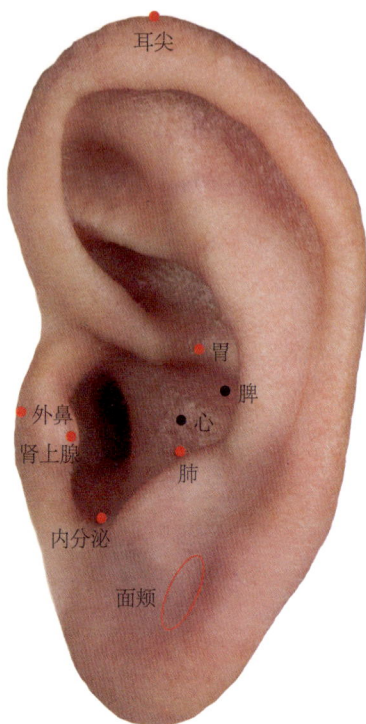

耳尖

胃
脾
外鼻
心
肾上腺
肺
内分泌
面颊

图 9-3-2　玫瑰痤疮选穴（红色为主穴，黑色为配穴）

血热毒蕴证

鼻部、双颊、前额广泛红斑，或在红斑的基础上起丘疹脓疱，局部灼热。舌质红、苔黄腻，脉弦数或滑数。

| 治则 | 凉血清热解毒。 |

| 取穴 | 耳尖放血、外鼻区及相应部位放血，肺、心、肾上腺、内分泌、胃、面颊（图9-3-2）。 |

| 耳穴治疗 | 患者取坐位，常规消毒，待皮肤干后采用王不留行籽贴压，每次取一侧耳穴，3~5日一换，两耳交替，10次为1个疗程。嘱咐患者感觉出现酸、麻、胀、疼、热等得气感后坚持用对压和直压法按压，中等刺激。 |

五、取穴依据

耳尖、外鼻区、面颊及相应部位放血可清热消炎解毒；"诸痛痒疮皆属于心"，故取心穴清热解毒作用；内分泌、肾上腺有抗感染之功，肾上腺能缓解病原对局部的损害，能提高平滑肌的张力，保护血管内皮的完整性，并使毛细血管收缩，使红斑消退。该病是因脾胃湿热上熏肺金或因风寒外束，肺和鼻有密切关系，治疗取肺穴以清肺解毒、疏风解表；取脾、胃以清热利湿、健脾和胃。

六、按语

耳穴疗法对玫瑰痤疮的红斑期、丘疹期效果明显。耳穴贴压、外鼻区及面颊区放血一次后可见鼻部及面颊病损部位毛细血管充血潮红减轻，红斑减少。嘱患者治疗期间避免饮酒，过食甜、辛辣及脂肪多的食物，要保持大便通畅，对于年老体弱者可采用揉按法或点压法按压。

第十章 病毒性皮肤病

第一节　蛇串疮（带状疱疹）

一、定义

蛇串疮是一种皮肤上出现成簇水疱、呈带状分布、痛如火燎的急性疱疹性皮肤病。古代文献称之为"蜘蛛疮""火带疮""腰缠火丹"等。本病相当于西医的带状疱疹（图10-1-1）。

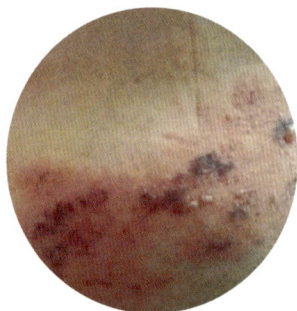

图 10-1-1　蛇串疮

二、病因病机

本病多因情志内伤，肝经郁热，或饮食不节，脾失健运，湿热内蕴，外溢肌肤而生；或感染毒邪，湿热火毒蕴结于肌肤而成。本病初期以湿热火毒为主，后期属正虚血瘀兼夹湿邪为患。

三、诊断要点

1　发疹前可有疲倦、低热、全身不适、食欲不振等前驱症状。

2　患处有神经痛，皮肤感觉过敏。

3　好发部位是一侧腰胁、胸背、头面、四肢等处，其他部位亦可发生。

4　皮疹为红斑上簇集性粟粒至绿豆大水疱，疱液常澄清。

5　皮疹常单侧分布，一般不超过躯体中线。

6　病程有自限性，约2～3周，愈后可留色素改变，发生坏死溃疡者可留瘢痕。

7　头面部带状疱疹可累及眼耳部，引起疱疹性角膜结膜炎或面瘫等。

四、辨证治疗

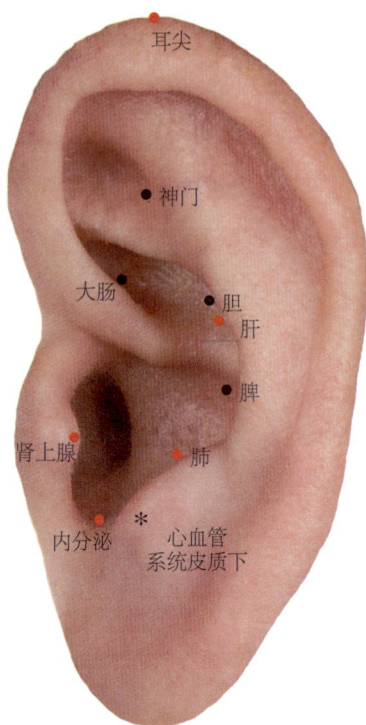

图 10-1-2　带状疱疹选穴（红色为主穴，黑色为配穴）

肝经郁热证

症状 皮损颜色鲜红，水疱簇集，疱壁紧张，灼热刺痛，口苦咽干，烦躁易怒，便干溲赤。舌红、苔薄黄或厚，脉弦滑数。

治则 清肝解毒止痛。

取穴 耳尖放血，相应部位、肺、肝、胆、神门、内分泌、肾上腺（图10-1-2）。

耳穴治疗 患者取坐位，常规消毒，待皮肤干后采用王不留行籽贴压，每次取双侧耳穴，3~5日一换，5次为1个疗程。嘱咐患者感觉出现酸、麻、胀、疼、热等得气感后坚持用对压和直压法按压，强刺激。

脾虚湿蕴证

症状 皮损颜色较淡，水疱松弛，口不渴，食少腹胀，大便时溏。舌淡、苔白或腻，脉沉缓或滑。

治则 解毒利湿止痛。

取穴 耳尖、相应部位、肺、肝、脾、大肠、内分泌、肾上腺（图10-1-2）。

耳穴治疗 患者取坐位，常规消毒，待皮肤干后采用王不留行籽贴压，每次取双侧耳穴，3~5日一换，5~10次为1个疗程。嘱咐患者感觉出现酸、麻、胀、疼、热等得气感后坚持用对压和直压法按压，强刺激。

气滞血瘀证

症状 红斑消退后，水疱干涸结痂，局部疼痛不止，伴烦躁不安，严重者持续数月或更长。舌淡暗、苔白，脉弦细。

治则 理气活血止痛。

<table>
<tr><td>取穴</td><td>耳尖、相应部位、肺、肝、神门、心血管系统皮质下、内分泌、肾上腺（图10-1-2）。</td></tr>
<tr><td>耳穴
治疗</td><td>患者取坐位，常规消毒，待皮肤干后采用王不留行籽贴压，每次取双侧耳穴，3~5日一换，5~10次为1个疗程。嘱咐患者感觉出现酸、麻、胀、疼、热等得气感后坚持用对压和直压法按压，强刺激。</td></tr>
</table>

五、取穴依据

治疗本病当以清热利湿解毒、活血通络止痛为主。取相应部位耳穴以活血通络止痛；耳尖穴点刺放血以清热解毒；肺穴解表清热；肝、胆二穴以清泄肝胆湿热；内分泌、肾上腺穴有抗炎抗感染的作用，取之可促进毒性物质排泄，以消炎解毒、利湿止痛。脾虚湿蕴者配合脾、大肠解毒利湿止痛。疼痛甚者加配神门（止痛要穴）、枕、心以镇静止痛，配合心血管系统皮质下加强活血止痛作用。诸穴合用使热毒得泄，湿热得清，则红斑消，水疱枯，气血经络通畅而疼痛止。

六、按语

带状疱疹严重者病变部位剧痛，伴全身不适，彻夜难眠。采用耳穴贴压，止痛效果明显，并能增强睡眠及抗感染的能力。耳穴治疗带状疱疹能够缩短病程，加强止痛，对于年老体弱者可采用揉按法或点压法按压。

七、其他外治疗法

毫针疗法、三棱针疗法、火针疗法、拔罐、穴位埋线、穴位注射、刺络放血、梅花针疗法、中药外敷、艾灸法等外治法均对带状疱疹的治疗有一定的临床疗效。针刺疗法可以起到调节机体功能、行气活血、通络止痛的效果，可激发体内内啡肽类物质的释放而达到针刺镇痛的效果。火针疗法借"火"之力而取效，善"开门祛邪"，"以热引热"，可以直接快速地驱除滞于经脉的湿热火毒，使疼痛缓解。中药外敷法有清热解毒、收敛止痛等效果。穴位注射法药物可直达病灶所在处，改善组织的病理状态。拔罐法具有通经活络、吸毒排脓、调气活血、消炎止痛等作用。放血疗法可使瘀滞之毒外泄，以消除局部瘀血而达到治疗效果。埋针治疗带状疱疹，通过对穴位的持续刺激作用，疏通经络气血，调节经络功能而达到消炎、止痛、抗病毒的疗效。灸法具有温经散寒、扶阳固脱、消痛散结、活血化瘀、强身健体等功效。中医外治有成本低、副作用小、简便、易操作、患者易接受及疗效确切等特点，值得临床推广应用。

第二节　扁瘊（扁平疣）

一、定义

扁瘊是一种好发于颜面、手背、前臂等处的病毒性赘生物。古代文献称之为"扁瘊"。相当于西医的扁平疣（图 10-2-1）。

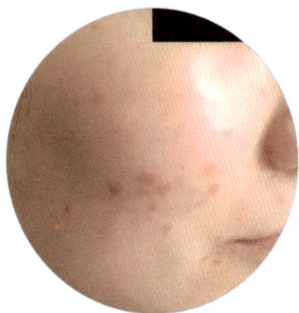

图 10-2-1　扁瘊
（李铁男团队供图）

二、病因病机

本病多因脾不健运，湿浊内生，复感外邪，凝聚肌肤所致，热客于肌表，风毒久留，郁久化热，气血凝滞而发；或肝火妄动，气血不和，阻于腠理而致病。

三、诊断要点

1　皮损常见于青年人的面部，手背及前臂、颈部也可发生。

2 皮损为正常皮色或浅褐色的帽针头大小或稍大的扁平丘疹。圆形、椭圆形或多角形，表面光滑，境界清楚，散在或密集，常由于搔抓而自体接种，沿抓痕呈串珠状排列。

3 无自觉症状或偶有痒感，经过缓慢，可自行消退。消退前常出现炎症反应，异常瘙痒，可能复发。

四、辨证治疗

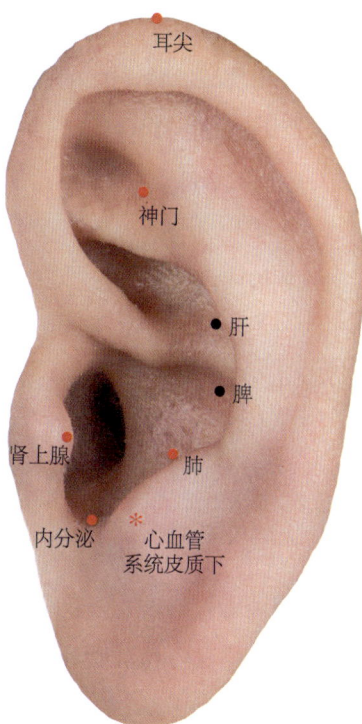

图 10-2-2　扁平疣选穴（红色为主穴，黑色为配穴）

风热蕴结证

症状 皮疹淡红，数目多，口干不欲饮，身热，大便不畅，尿黄；舌红、苔白或腻，脉滑数。

治则 疏风解毒散结。

取穴 耳尖放血、相应部位放血，神门、心血管系统皮质下、肾上腺、内分泌、肺、肝（图10-2-2）。

耳穴治疗 患者取坐位，常规消毒，待皮肤干后采用王不留行籽贴压，每次取一侧耳穴，3~5日一换，两耳交替，5~10次为1个疗程。嘱咐患者感觉出现酸、麻、胀、疼、热等得气感后坚持用对压和直压法按压，中等刺激。

毒瘀互结证

症状 病程较长，皮疹黄褐或暗红，可有烦热；舌暗红、苔薄白，脉沉缓。

治则 活血解毒散结。

取穴 耳尖放血、相应部位放血，神门、肾上腺、内分泌、肺、心血管系统皮质下、脾（图10-2-2）。

耳穴治疗 患者取坐位，常规消毒，待皮肤干后采用王不留行籽贴压，每次取一侧耳穴，3~5日一换，两耳交替，5~10次为1个疗程。嘱咐患者感觉出现酸、麻、胀、疼、热等得气感后坚持用对压和直压法按压，中等刺激。

五、取穴依据

首选相应部位（面颊、额、颈、上肢、手等）的耳穴以疏通患部经气，清解局部邪热。本病多由风毒之邪阻于经络、与肝热搏于肌肤所致，耳穴神门、肝、肺具有祛风清热、解毒透邪、平肝化瘀的功效。脾穴清利湿热，心血管系统皮质下加强活血化瘀作用。取耳穴神门可消炎、止痒、脱敏、镇静等。肾上腺穴具有清热解毒、消痰散结、祛湿止痒及增强肾上腺皮质功能的作用；内分泌穴具有通经络、祛风湿、疏肝清热功效，具有调节内分泌功能的作用；取肾上腺、内分泌、皮质下穴以抗感染，减轻炎症反应，提高局部抗病能力，三穴相配能对内分泌、免疫功能及神经系统有较好的调节作用。如风热毒邪搏于肌肤者加耳尖点刺放血，以清热解毒；肝可调血养肝解毒。耳穴治疗可达到通调脏腑阴阳气血之目的，以上诸穴配伍，辨证施治，灵活应用，可达到清热解毒、养血荣筋、平肝息风之功，临床应用安全可靠，疗效稳定，无任何副作用。

六、按语

本病治疗过程中如皮损突然增多、发红、瘙痒明显，此为病情向愈的表现，当坚持治疗，对于体弱者可采用揉按法或点压法按压。

七、其他外治疗法

中药外洗/外涂/外敷（常用药物有：马齿苋、木贼草、香附、败酱草、板蓝根、薏苡仁、大青叶、白芷、红花等）、针刺、穴位注射、火针、拔罐、灸法等治疗扁平疣疗效颇佳，复发率低，未见有不良反应。耳穴疗法治疗本病也有较好的疗效。

第十一章 11 红斑鳞屑性皮肤病

第一节 白疕（银屑病）

一、定义

　　白疕是一种以红斑、丘疹、鳞屑为主要表现的慢性复发性炎症性皮肤病。其临床特点是在红斑基础上覆以多层银白色鳞屑，刮去鳞屑有薄膜及点状出血点。古代文献记载有"松皮癣""干癣""蛇虱""白壳疮"等病名。本病相当于西医的银屑病（图11-1-1）。

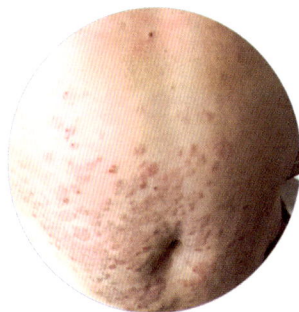
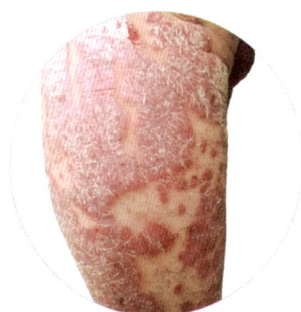

（A）　　　　　　　　　　（B）

图 11-1-1　白疕

二、病因病机

本病总因营血亏损，血热内蕴，化燥生风，肌肤失于濡养所致。初期多为风寒或风热之邪侵袭肌肤，以致营卫失和，气血不畅，阻于肌表；或兼湿热蕴积，外不能宣泄，内不能利导，阻于肌表而发。病久多为气血耗伤，血虚风燥，肌肤失养；或因营血不足，气血循行受阻，以致瘀阻肌表而成；或禀赋不足，肝肾亏虚，冲任失调，营血亏损，而致本病。

三、诊断要点

1 红斑或丘疹上覆有厚层银白色鳞屑，抓之脱落，露出薄膜，刮之有出血点，即可诊断为寻常型银屑病。

2 有寻常型银屑病的皮疹，兼有密集米粒大小的脓疱，脓液培养无细菌生长，或伴有发热等全身症状，即为脓疱型银屑病。

3 有银屑病史或有其皮疹，伴有关节炎症状，远端小关节症状明显，但类风湿因子阴性者，可诊断为关节病型银屑病。

4 全身皮肤弥漫性潮红、浸润肿胀，伴有大量脱屑，可见片状正常皮肤（皮岛），表浅淋巴结肿大，血白细胞计数增高，全身症状明显者，可诊断为红皮病型银屑病。

四、辨证治疗

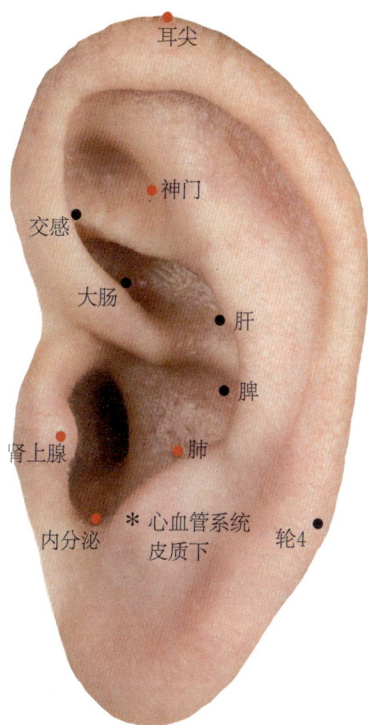

图 11-1-2　银屑病选穴（红色为主穴，黑色为配穴）

血热证

症状　皮损鲜红，新出皮疹不断增多或迅速扩大，瘙痒较重，可伴有心烦易怒，咽痛、口干、便干溲赤；舌质红或绛，脉弦滑或数。

治则　凉血解毒消斑。

取穴 耳尖放血，神门、内分泌、肾上腺、肺，伴咽喉肿痛者轮4放血（图11-1-2）。

耳穴治疗 患者取坐位，常规消毒，待皮肤干后采用王不留行籽贴压，每次取一侧耳穴，3~5日一换，两耳交替，10次为1个疗程。嘱咐患者感觉出现酸、麻、胀、疼、热等得气感后坚持用对压和直压法按压，中等刺激。

血燥证

症状 皮损淡红，干燥皲裂，瘙痒，伴有口干咽燥，舌质淡、舌苔少或红而少津，脉细或细数。

治则 养血祛风消斑。

取穴 耳尖、神门、内分泌、肾上腺、肺、脾、肝（图11-1-2）。

耳穴治疗 患者取坐位，常规消毒，待皮肤干后采用王不留行籽贴压，每次取一侧耳穴，3~5日一换，两耳交替，10次为1个疗程。嘱咐患者感觉出现酸、麻、胀、疼、热等得气感后坚持用对压和直压法按压，中等刺激。

血瘀证

症状 皮损暗红、肥厚浸润，经久不退。女性可见月经色暗或有瘀块。舌质紫暗或有瘀点、瘀斑，脉涩或细缓。

治则 活血解毒通络。

取穴 耳尖、神门、内分泌、肾上腺、肺、交感、心血管系统皮质下（图11-1-2）。

耳穴治疗 患者取坐位，常规消毒，待皮肤干后采用王不留行籽贴压，每次取一侧耳穴，3~5日一换，两耳交替，10次为1个疗程。嘱咐患者感觉出现酸、麻、胀、疼、热等得气感后坚持用对压和直压法按压，中等刺激。

湿毒蕴阻证

症状 多见于关节型，红斑浸润，鳞屑黏腻，伴有关节疼痛，或有关节肿胀，舌质淡红、苔腻，脉滑。

治则 利湿解毒通络。

取穴 耳尖、相应部位、神门、肾上腺、内分泌、肺、脾、大肠（图11-1-2）。

耳穴治疗 患者取坐位，常规消毒，待皮肤干后采用王不留行籽贴压，每次取一侧耳穴，3~5日一换，两耳交替，10次为1个疗程。嘱咐患者感觉出现酸、麻、胀、疼、热等得气感后坚持用对压和直压法按压，中等刺激。

五、取穴依据

耳穴疗法是从整体针对银屑病的发病机制，对人体免疫、神经、内分泌等进行调节，对银屑病能够起到很好的辅助治疗作用。因银屑病多因营血亏损、血热内蕴、生风化燥、肌肤失养而成，耳尖放血可泻热润肤；肺主皮毛，从胚胎学来看，皮肤与肺均由外胚层发展而来，故皮肤病均取肺穴，肺与大肠相表里，二穴相合疏通表里，祛风止痒。肝穴可镇静息风、祛瘀解毒、疏肝解郁、缓解患者抑郁状态。脾穴可健脾祛湿、培土生金。经络受阻、气血凝滞是本病发病的一个重要环节，取交感、心血管系统皮质下行气活血，使肌肤毛细血管通畅、血液流变改善，达到活血化瘀之效。依皮损病变部位、银屑病性关节炎部位，选择相对应的耳穴，使皮损修复，控制各关节炎的发展，缓解病情。耳穴取神门，为治神的要穴，配交感、内分泌、肾上腺等有良好的镇静、镇痛、消炎、抗过敏的作用，能调节自主神经及血管的舒缩功能，改善能量代谢。外感引起咽喉肿痛者，予以耳尖及轮4放血抗炎抗感染治疗防止银屑病病情加重。另外，烟瘾较重的银屑病患者可取神门、肺、口抑制大脑皮层的吸烟兴奋灶达到戒烟的目的。诸穴合用，共奏通经活络、行气活血、祛风止痒、解毒通络、调节免疫、改善脏腑功能，达到防治疾病的目的，对于年老体弱者可采用揉按法或点压法按压。

六、其他外治疗法

中药封包/湿渍/药浴/涂擦/熏蒸、放血、围刺、针刺、火针、穴位埋线、刺血拔罐、走罐、淀粉浴、自血、耳穴割治等特色疗法，效果较好，能明显改善皮损症状，无不良反应，且经济适用，操作简便，是值得推广的绿色疗法。运用各种方法使药物直接作用于皮损部位通过肌肤、孔窍、腠理，内入脏腑，再通过经络作用于全身，"直达病位，奏效迅速"，发挥其调和气血、疏通经络、扶正祛邪等作用，从而改善病灶微循环，纠正组织缺氧状态，加快皮疹消退。熏洗能够宣畅气机，通利汗孔，开通玄府。自血穴位注射是中西医相结合的银屑病外治方法，可调理机体内环境、增强免疫力。针灸治疗方法多样，可疏通经络、平衡阴阳、协调脏腑、调节免疫，起到抵御病邪的作用。中医外治使药物和物理刺激直接作用于患处，副作用小，特别是对一些久病服药患者、老年患者、肝肾功不全、口服药胃肠反应大的患者提供了治疗机会。

第二节　风热疮（玫瑰糠疹）

一、定义

风热疮是一种斑疹色红如玫瑰、脱屑如糠秕的急性自限性皮肤病。其特点是初发时多在躯干部先出现玫瑰红色母斑，其长轴与皮纹一致，上有糠秕样鳞屑，继则分批出现较多、形态相仿而较小的子斑。古代文献中又称"血疳疮""风癣""母子疮"等。相当于西医的玫瑰糠疹（图11-2-1）。

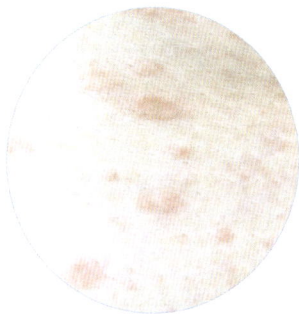

图 11-2-1　风热疮
（李铁男团队供图）

二、病因病机

本病多因血热内蕴，复外感风邪，致风热客于肌肤，腠理闭塞，营血失和而发病；或因风热日久化燥，灼伤津液，肌肤失养而致。

三、诊断要点

1 多见于春秋两季，好发于中青年。

2 好发于胸背（尤其胸部两侧）、腹部、四肢近端，颜面及小腿一般不发生。

3 皮损大多先在躯干或四肢局部出现一个圆形或椭圆形的淡红色斑片，称为原发斑或母斑，母斑出现1~2周后，在躯干及四肢等部位迅速分批出现形态相仿、范围较小的红斑。其长轴与皮纹走行一致，中心有细微皱纹，境界清楚，边缘不整，略似锯齿状，表面附有糠秕样鳞屑，多数孤立存在。自觉痒甚，一般无全身症状。

4 皮损成批出现，颜色常不一致，色鲜红至褐色、褐黄色或灰褐色不等。

5 预后良好，如不治疗，一般约4~6周可自然消退，但也可迁延2~3个月，甚至更长时间才能痊愈。消退时一般先自中央部开始，由黄红色渐变为黄褐色、淡褐色而消失，边缘消退较迟。

四、辨证治疗

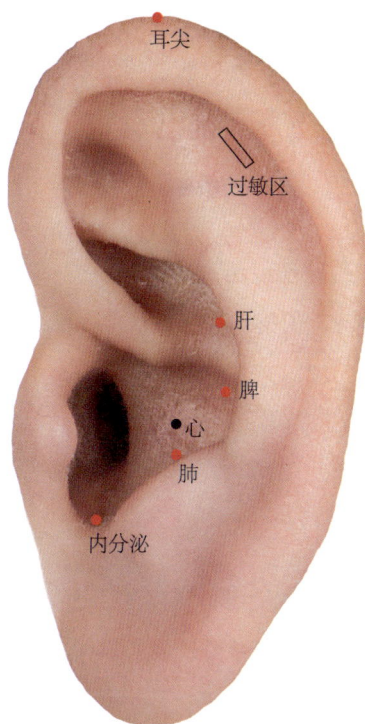

图 11-2-2　玫瑰糠疹选穴（红色为主穴，黑色为配穴）

风热蕴肤证

症状　皮损淡红，上覆糠秕状鳞屑，上身分布为多，瘙痒；溲赤，口微渴，舌红、苔白或薄黄，脉浮数。

治则　清热祛风止痒。

取穴 相应部位、肝、脾、肺、内分泌、过敏区、耳尖（图11-2-2）。

耳穴治疗 患者取坐位，常规消毒，待皮肤干后采用王不留行籽贴压，每次取一侧耳穴，3~5日一换，两耳交替，5次为1个疗程。嘱咐患者感觉出现酸、麻、胀、疼、热等得气感后坚持用对压和直压法按压，中等刺激。

风热血热证

症状 皮损为鲜红或玫瑰红斑片，鳞屑较多，瘙痒，病程长；伴心烦口干，溲赤，便秘，舌红、苔薄，脉滑数。

治则 凉血祛风止痒。

取穴 相应部位、肝、脾、肺、心、内分泌、过敏区、耳尖（图11-2-2）。

耳穴治疗 患者取坐位，常规消毒，待皮肤干后采用王不留行籽贴压，每次取一侧耳穴，3~5日一换，两耳交替，5次为1个疗程。嘱咐患者感觉出现酸、麻、胀、疼、热等得气感后坚持用对压和直压法按压，中等刺激。

五、取穴依据

耳尖刺血具有疏通经络祛瘀生新、镇静清热、消炎止痛的作用，耳尖及过敏区可抗过敏、抗感染、提高机体免疫功能；内分泌可调节内分泌功能，促进皮肤代谢；肝主风，该病为风热证，免疫功能失调，取肝穴可镇静息风、祛瘀解毒；治疗取肺穴以疏风解表、清肺解毒，配合心穴加强清热解毒作用；取脾以健脾培土生金。

六、按语

该病虽有自愈性，用耳穴疗法可助其早日治愈，对于年老体弱者可采用揉按法或点压法按压。

12

色素障碍性
皮肤病

第一节　黧黑斑（黄褐斑）

一、定义

黧黑斑是一种发生于颜面部位的局限性淡褐色或褐色色素改变的皮肤病。中青年女性多发，临床表现为对称分布于暴露颜面部位的色素沉着斑，平铺于皮肤表面，抚之不碍手，压制不褪色。古代文献亦称之为"肝斑"。本病相当于西医的黄褐斑（图12-1-1）。

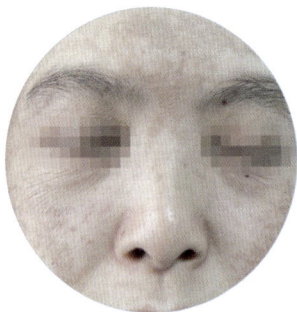

图 12-1-1　黧黑斑
（李铁男团队供图）

二、病因病机

本病多与肝、脾、肾三脏关系密切，气血不能上荣于面为主要病机。如情志不畅，肝郁气滞，气郁化热，熏蒸于面，灼伤阴血而生；

或冲任失调，肝肾不足，水火不济，虚火上炎所致；或慢性疾病，营卫失和，气血运行不畅，气滞血瘀，面失所养而成；或饮食不节，忧思过度，损伤脾胃，脾失健运，湿热内生，上熏而致病。

三、诊断要点

1 本病多见于妊娠期、长期服用避孕药、生殖器疾患以及月经紊乱的妇女，也可累及中年男性。

2 多分布于前额、颧部或面颊的两侧。

3 皮疹为黄褐斑片深浅不定，淡黄灰色，或如咖啡，大小不等，形态各异，孤立散在，或融合成片，一般多呈蝴蝶状。

4 无自觉症状。

5 病程经过缓慢。

四、辨证治疗

肝郁气滞证

症状 面部褐色斑，伴有心烦易怒，胸胁胀满，口苦咽干，两乳作胀，月经不调或有痛经；舌红、苔薄白，脉弦。

治则 疏肝理气消斑。

取穴 相应部位、肺、肝、丘脑、脑垂体、内分泌、肾上腺、面颊、神经系统皮质下（图11-1-2）。

耳穴治疗 患者取坐位，常规消毒，待皮肤干后采用王不留行籽贴压，每次取双侧耳穴，3~5日一换，10次为1个疗程。嘱咐患者感觉出现酸、麻、胀、疼、热等得气感后坚持用对压和直压法按压，中等刺激。

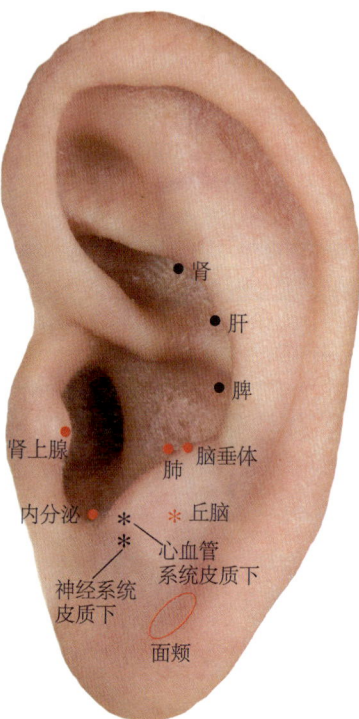

图 11-1-2　黄褐斑选穴（红色为主穴，黑色为配穴）

脾虚痰湿证

症状 面色㿠白无华，灰褐色斑片，伴有气短乏力、少气懒言，或心悸怔忡，或腹胀纳差，女子月经不调，或量多色淡；脉象濡细，舌淡胖边齿痕、苔白。

治则 健脾祛湿消斑。

取穴 相应部位、肺、脾、丘脑、脑垂体、内分泌、肾上腺、面颊（图11-1-2）。

耳穴治疗 患者取坐位，常规消毒，待皮肤干后采用王不留行籽贴压，每次取双侧耳穴，3~5日一换，10次为1个疗程。嘱咐患者感觉出现酸、麻、胀、疼、热等得气感后坚持用对压和直压法按压，中等刺激。

肝肾不足证

症状 黑褐色斑片，面色晦暗；伴有头眩耳鸣，腰膝酸软，五心烦热，骨蒸盗汗，舌红少苔，脉象细数。

治则 滋阴降火消斑。

取穴 相应部位、肺、肝、肾、丘脑、脑垂体、内分泌、肾上腺、面颊（图11-1-2）。

耳穴治疗 患者取坐位，常规消毒，待皮肤干后采用王不留行籽贴压，每次取双侧耳穴，3~5日一换，10次为1个疗程。嘱咐患者感觉出现酸、麻、胀、疼、热等得气感后坚持用对压和直压法按压，中等刺激。

气血瘀滞证

症状 灰褐或黑褐色斑片，伴月经色暗有血块或痛经，舌暗红有瘀斑，脉弦涩。

治则 理气活血消斑。

取穴 相应部位、肺、肝、心血管系统皮质下、丘脑、脑垂体、内分泌、肾上腺、面颊（图11-1-2）。

耳穴治疗 患者取坐位，常规消毒，待皮肤干后采用王不留行籽贴压，每次取双侧耳穴，3~5日一换，10次为1个疗程。嘱咐患者感觉出现酸、麻、胀、疼、热等得气感后坚持用对压和直压法按压，中等刺激。

五、取穴依据

治疗本病当以行气和血、祛瘀消斑为主。取面颊穴为相应部位取穴，根据具体病位取额、颞、眼部、外鼻等，以鼻梁、前额为主者加脾，以颧颊为主者加肝。肺主皮毛，与肺穴同用以行气活血、化瘀祛斑；肝藏血、肾藏精，取肝、肾穴以疏肝解郁、补肾益精。西医学认为本病的发生与内分泌功能失调及自主神经功能紊乱有关。内分泌、脑垂体、丘脑、肾上腺穴能调节脑垂体及内分泌功能，使垂体分泌抗黑色素细胞刺激素，减少黑色素分泌，调节肌肤营养供应，促使色素斑消退。通过耳穴治疗可促进大脑皮层—丘脑下部—垂体—肾上腺皮质轴间的平衡，使内分泌系统功能恢复正常。交感可调节自主神经功能紊乱，神经系统皮质下可安神解郁，调节大脑皮层失调之功能。伴月经不调或在经期内加重者加心血管皮质下、内生殖器、子宫、卵巢等调节内分泌及活血化瘀；气血郁滞或日久有热者加心、三焦、耳尖穴以清热行气、活血化瘀。采用耳穴贴压法通调十二经，补虚泻实，补益肝肾，宣肺疏肝，理气解郁，调节内分泌紊乱，达到阴平阳秘，使气血调和，面色恢复正常。

六、按语

黄褐斑是影响中青年妇女美容的主要病症之一，治疗以调节内分泌功能为主。本病临床治疗时间较长，一般至少需1~3个月。若病损皮肤面积较大者，则治疗时间更长。黄褐斑常在夏天日晒后加重，因此，患者在治疗中应避免暴晒，对于年老体弱者可采用揉按法或点压法按压。

七、其他外治疗法

西医治疗本病一般外用皮肤剥脱剂、脱色素制剂及强脉冲激光，通过皮肤剥脱方法或减少黑素合成来减少色素，但复发率高，不宜长期使用。而中医药对于黄褐斑的治疗有较好的特色，中医外治手段丰富，包括中药面膜、中药熏蒸、面部刮痧/按摩、针灸、穴位埋线、穴位注射、耳穴疗法、拔罐等，疗效较好，安全性高，为临床治疗黄褐斑提供较好的方法。

第二节 白驳风（白癜风）

一、定义

白驳风是指皮肤变白、大小不同、形态各异的限局性或泛发性色素脱失性皮肤病。古代文献又称之为"白癜""白驳""斑白""斑驳"等。本病相当于西医的白癜风（图11-2-1）。

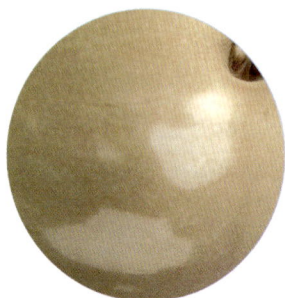

图 11-2-1 白驳风
（李铁男团队供图）

二、病因病机

本病多因气血失和，脉络瘀阻所致。如情志内伤，肝气郁结，气机不畅，复感风邪，搏于肌肤而发；或素体肝肾虚弱，或亡精失血，伤及肝肾，致肝肾不足，外邪侵入，郁于肌肤而致；或跌打损伤，化学物品灼伤，络脉瘀阻，毛窍闭塞，肌肤腠理失养，酿成白斑。

三、诊断要点

1 本病可发生于任何年龄，以青年多见，男女性别发病基本相等。

2 大多分布局限，也可泛发，全身任何部位的皮肤、黏膜均可发生，但以面、颈、手背为多。

3 皮损为大小不等、形态各异的局限性白色斑片，边缘清楚，周边皮肤较正常皮肤色素稍加深。

4 一般无自觉症状。少数在发疹前或同时，以及在白斑增加或扩展时有轻微瘙痒。

5 病程长短不一，完全自愈者较少，亦有愈后复发者。

四、辨证治疗

肝郁气滞证

症状 发病时间短，皮损呈乳白色圆形或椭圆形，数目多少不定，可局限也可散发，边界可不清，亦可呈节段性分布。患者发病前体质较弱或有精神刺激，心烦易怒，胸胁胀痛，夜眠不安，女子月经不调，舌淡红，脉象弦滑。

治则 疏肝理气。

取穴 相应部位放血，神门、肝、丘脑、脑垂体、内分泌、肾上腺、神经系统皮质下（图11-2-2）。

耳穴治疗 患者取坐位，常规消毒，待皮肤干后采用王不留行籽贴压，每次取双侧耳穴，3~5日一换，10次为1个疗程。嘱咐患者感觉出现酸、麻、胀、疼、热等得气感后坚持用对压和直压法按压，中等刺激。

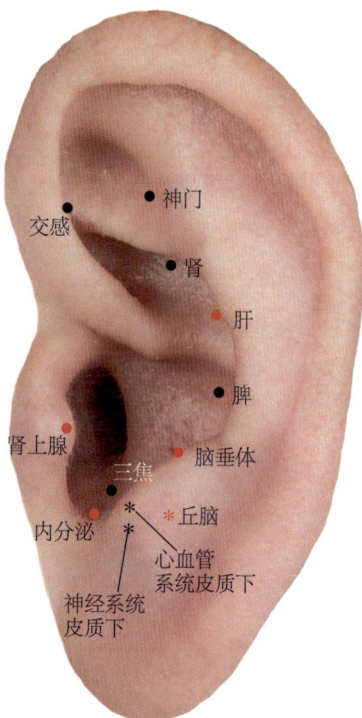

图 11-2-2　白癜风选穴（红色为主穴，黑色为配穴）

肝肾不足证

症状 发病时间长，平素体虚或有家族史，白斑局限于一处或泛发各处，静止而不扩展，境界清楚，边缘整齐。伴头晕耳鸣，失眠健忘，腰膝酸软。舌淡无华，脉细无力。

治则 补益肝肾。

取穴 相应部位、肾、肝、三焦、丘脑、脑垂体、内分泌、肾上腺（图11-2-2）。

耳穴治疗 患者取坐位，常规消毒，待皮肤干后采用王不留行籽贴压，每次取双侧耳穴，3~5日一换，10次为1个疗程。嘱咐患者感觉出现酸、麻、胀、疼、热等得气感后坚持用对压和直压法按压，中等刺激。

气滞血瘀证

症状 白斑局限一处或泛发全身，或有外伤、跌仆史，病程久长。皮肤呈地图形、斑片状，境界清楚而易辨，局部可有刺痛。舌质紫暗有瘀点或瘀斑，脉涩滞。

治则 理气活血。

取穴 相应部位、肝、脾、丘脑、脑垂体、内分泌、肾上腺、心血管系统皮质下、交感（图11-2-2）。

耳穴治疗 患者取坐位，常规消毒，待皮肤干后采用王不留行籽贴压，每次取双侧耳穴，3~5日一换，10次为1个疗程。嘱咐患者感觉出现酸、麻、胀、疼、热等得气感后坚持用对压和直压法按压，中等刺激。

五、取穴依据

局限性白癜风，取相应部位点刺放血；泛发性白癜风，取肺区点刺放血，刺激相应部位及肺区活血通络，以改善肌肤营养，调整其色素代谢；取肝、脾、肾以滋阴补肾，疏肝理气，调和气血；丘脑、脑垂体、肾上腺、内分泌调节脑垂体及内分泌功能，调节黑色素代谢；交感可调节自主神经功能紊乱和血管舒缩功能，心血管系统皮质下加强活血作用；三焦为气穴，有健脾理气、补心养肺、补肾利水等作用，可生化气血；神门、神经系统皮质下可调节大脑皮层失调之功能，缓解精神紧张，提高自身免疫力。

六、按语

对于年老体弱者可采用揉按法或点压法按压。

七、其他外治疗法

白癜风是易于诊断难于治疗的皮肤病，中药外涂、毫针、梅花针、穴位注射、穴位埋线、火针、艾灸、刮痧、拔罐等中医外治法直达病所、简便易行、副作用小，在一定程度上提高了该病的临床疗效。

附　录

D

（大肠）　在耳轮脚上方的内1/3处；大肠穴可清热洁腑、通便止泻，肺和大肠相表里，可治疗皮肤病、腹泻、便秘、咳嗽、痤疮等。

（胆）　在右耳肝、肾两穴之间，胆穴可疏肝利胆、理气止痛，治疗胆囊炎、胆石症、偏头痛、带状疱疹、中耳炎、耳鸣、听力减退。

E

（耳尖）　在耳轮顶端，与对耳轮上脚后缘相对的耳轮处，即将耳廓从中耳背向前反折的耳轮最高部位；耳尖放血有消炎、止痛、退热、降压、抗过敏等作用，可治疗发热、高血压、各种急性炎症、各种皮肤病等。

F

（肺）　在心区下方；肺穴可宣肺平喘、祛痰止咳、通调水道、疏风解表，治疗咳喘、肺炎、胸闷、水肿、痤疮、皮肤瘙痒症、荨麻疹、扁平疣、便秘、戒断综合征等。

G

（肝）　在耳甲艇的后下方；肝穴可疏肝利胆、健脾和胃、祛风止痉，治疗胁痛、肝胆疾病、慢性胃炎、月经不调、围绝经期综合征、高血压、癫痫、眩晕、肢体麻木、目疾等。

（膈）　与外耳道孔垂直向上方的耳轮脚起始部中点；具有止血凉血、解痉止痛、镇静止痒作用，治疗呃逆、荨麻疹、皮肤瘙痒等症、小儿遗尿症、咯血等。

（过敏区（风溪））　在耳舟，指、腕两穴区之间；是诊断和治疗过敏性疾病、过敏体质之要穴，有抗过敏、抗感染、抗风湿、提高免疫作用，治疗荨麻疹、皮肤瘙痒症、过敏性鼻炎等过敏性疾病及红斑狼疮、硬皮病、皮肌炎、关节炎等胶原组织疾病。

J

(交感)　在对耳轮下脚内1/3的内上方处；可缓解内脏平滑肌痉挛，为内脏止痛要穴，腹胀时禁用此穴，可扩张血管，为活血要穴，治疗动静脉炎、雷诺病、血栓闭塞性脉管炎等，出血性疾病禁用此穴，对腺体有抑制作用，止汗、止涎、止酸，可治疗脂溢性脱发、胃酸过多等。

L

(轮4)　在耳轮上，自耳轮结节下缘至耳垂下缘中点划为5等份，共6个点，由上而下依次为轮1、轮2、轮3、轮4、轮5、轮6；用于消炎退热、镇静止痛，治疗咽炎、上呼吸道感染、发热等。

M

(面颊)　在耳垂3、5、6区交界周围；是美容要穴，治疗面肌痉挛、三叉神经痛、面神经麻痹、面部皮肤病和美容等。

N

(脑垂体)　对耳屏外上方上缘中点，即对耳屏屏尖与轮屏切迹之间；可治疗内分泌紊乱，脑垂体、内分泌、丘脑为调整内分泌功能的主穴，"一升一止"作用，可升高血压和止血，有治疗遗尿、内耳眩晕症、各种内分泌失调症。

(内分泌)　在耳甲腔底部，屏间切迹内0.5cm处；可维持内分泌水平的相对稳定，有抗风湿、抗感染、抗过敏的作用，可利湿消肿，用于减肥，治疗过敏性疾病、月经不调、围绝经期综合征、痤疮、黄褐斑等。

P

（脾）　在耳甲腔外上方，在耳轮脚消失处与轮屏切迹连线的中点；脾主运化，为后天之本，"诸湿肿满，皆属于脾"，脾统血，主肌肉，补中气，可治疗腹胀、腹泻、便秘、食欲不振、水肿、皮肤病、功能性子宫出血、肌无力、胃下垂等。

（皮质下）　在对耳屏内侧面前下方，分为三区。神经系统皮质下区：对耳屏内侧前下方下缘中点；消化系统皮质下：对耳屏内侧前下方中点；心血管系统皮质下：对耳屏内侧前下方，与消化系统皮质下、神经系统皮质下呈等边三角形。皮质下三角区是调节大脑皮层功能的要穴，分别治疗神经衰弱、紧张、抑郁、自主神经功能紊乱等大脑皮层兴奋和抑制功能失调所致的疾病；治疗消化不良、胃炎、呕吐、腹胀腹泻、便秘、肝胆疾病等消化系统疾病；治疗心脏病、高血压、动静脉炎、雷诺病等心血管系统疾病等。

Q

（丘脑）　在对耳屏内侧面中线下端；丘脑既是自主神经较高级的中枢，又是调节内分泌活动的较高级中枢，治疗肥胖、嗜睡症、水肿、内分泌紊乱等。

S

（三焦）　外耳道孔后下方与对耳屏内侧1/2连线中点，称气穴；该穴有理气止痛、补益五脏的作用，是面神经、迷走神经、舌咽神经混合支的刺激点，是美容和减肥要穴，可治疗泌尿系统和消化系统疾病、面瘫、牙痛、言语不利、口腔疾患等。

（神门）　降压点与盆腔穴连线的中、下1/3交界处，称神穴；是镇静安神要穴，有镇静、止痛、降压、止痒、止晕、消炎等作用，脾胃运化较差者慎用此穴，治疗失眠、多梦、痛症、戒断综合征等。

（身心穴）　在耳垂7区中点；是诊断治疗情绪变化的特定点，治疗忧郁、紧张、焦虑等情绪变化的疾病。

（肾）　在对耳轮上下脚分叉处直下方的耳甲艇处；肾穴为强壮保健穴，肾主骨生髓，强腰脊，利水道，聪耳明目，通于脑，其华在发，治疗腰痛、耳鸣、神经衰弱、肾盂肾炎、哮喘、遗尿症、月经不调、遗精早泄、脱发。

(肾上腺)　在耳屏下部隆起的尖端；此穴可调节肾上腺及肾上腺皮质功能，增加机体应激能力，有抗过敏、抗风湿、抗感染、退热等"三抗一退"作用，可治疗过敏性疾病、风湿病、胶原组织病及各种炎症等，有调节血管收缩的"一升一止"作用，可升高血压（治疗低血压休克）和止血，有解痉镇静作用，治疗哮喘等。

W

(外鼻区)　在耳屏外侧面与屏尖、肾上腺呈等边三角形；治疗鼻前庭炎、鼻炎、鼻部痤疮、酒渣鼻等。

(胃)　在耳轮脚消失处；胃有健脾益气、和胃降逆的功能，治疗胃痉挛、胃炎、胃溃疡、恶心呕吐、反酸、失眠、牙痛、前头痛、消化不良等。

X

(小肠)　在耳轮脚上方的中1/3处；小肠主消化吸收，有清热利湿、通便止泻作用，与心经相表里，治疗消化不良、腹痛、心动过速、心律不齐等。

(心)　在耳甲腔中心凹陷处；心穴具有调节血压、宁心安神、清泻心火等功能，治疗心动过速、心律不齐、心绞痛、多汗症、神经衰弱、癔病、口舌生疮等。

Y

(胰)　在左耳肝、肾两穴之间，其内分泌功能是调节糖代谢，外分泌物是胰液，为消化酶，治疗急性胰腺炎或消化不良等疾患。

Z

(枕)　对耳屏外侧面外上方下缘中点；是止晕要穴，可镇静、止痒、安神、止痛、止咳、止吐，治疗头晕、头痛、哮喘、癫痫、神经衰弱、皮肤瘙痒等。

[1] 张丽芬. 单一神门耳穴贴压治疗失眠症的临床研究 [D]. 广州中医药大学, 2010: 20.

[2] 钟伟泉, 谭健忠, 谭碧娆, 等. 耳穴贴压对慢性疲劳综合征患者整体症状评分与免疫球蛋白的影响 [J]. 上海针灸杂志, 2014, 33 (6): 560~561.

[3] 陈庆华. 耳穴压贴预防慢性支气管炎急性发作的临床研究 [J]. 中国中医药信息杂志, 2010, 17 (10): 12~13.

[4] 龚顺波, 黄碧玉, 游吓香, 等. 散刺结合耳穴贴压对寻常性痤疮患者免疫球蛋白的影响 [J]. 中医杂志, 2008, 49 (5): 434~436.

[5] 管遵信, 李惠芳等. 耳穴诊治疾病的组织学基础 [J]. 云南中医杂志, 1988, 9 (1): 18~21.

[6] 王海力, 韩清燕, 林雪琴. 耳穴贴压辅助治疗慢性结肠炎的疗效观察 [J]. 中国中医基础医学杂志, 2014, 20 (11): 1552~1553.

[7] 黄丽春编著. 耳穴诊断学 [M]. 北京: 科学技术文献出版社, 2004: 318.

[8] 李平, 刘英, 谢彩霞, 等. 耳穴压豆对系统性红斑狼疮患者血清IL-2, TNF-A和IL-6的影响 [J]. 山东医药, 2008, 48 (35): 64~65.

［9］武和平，毕联阳，沈平．自制耳穴按压丸应用于术后镇痛的临床观察和机制研究［J］．上海中医药杂志，1994，（3）：28~30.

［10］单秋华，孙冬梅，吴富东．耳穴贴压对女性围绝经期综合征患者血清内分泌素及β–内啡肽的影响［J］．中国针灸，2003，23（11）：676~678.

［11］王华．中药药浴联合耳穴埋豆治疗寻常型银屑病临床研究［J］．时珍国医国药．2017．28（11）．

［12］郭菊．耳穴压豆治疗27例痤疮疗效观察［J］．中国麻风皮肤病杂志．2004．20（4）．

［13］肖秀丽．耳穴压豆治疗黄褐斑58例［J］．中国民间疗法．1999．6（6）．

［14］覃彩霞．耳穴压豆结合中药外洗内服治疗婴儿湿疹疗效观察［J］．中医临床研究．2014．6（31）．

［15］张艳华．针刺配合耳穴压豆法治疗寻常疣/跖疣48例［J］．辽宁中医杂志．2001．28．12．

［16］常丽．中药联合耳穴压豆治疗带状疱疹疗效观察及护理［J］．求医问药．2011．9（11）．

［17］李桂兰，王娟主编．图解耳针疗法［M］．北京：中国医药科技出版社，2018．